公園うんどうで寝たきりを防ぐ!

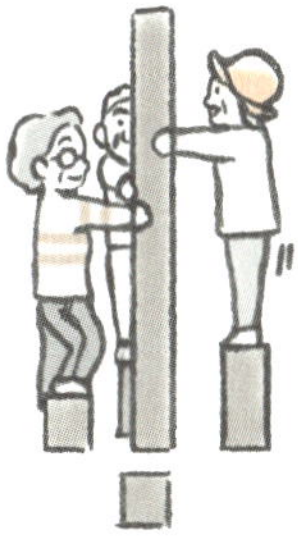

公益財団法人
体力つくり指導協会◉監修

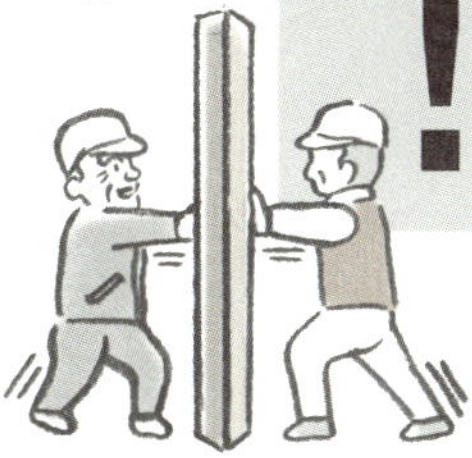

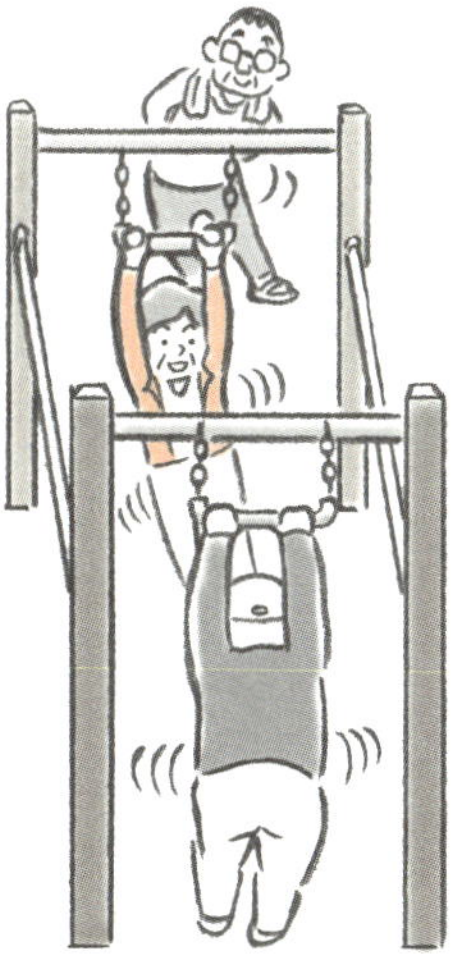

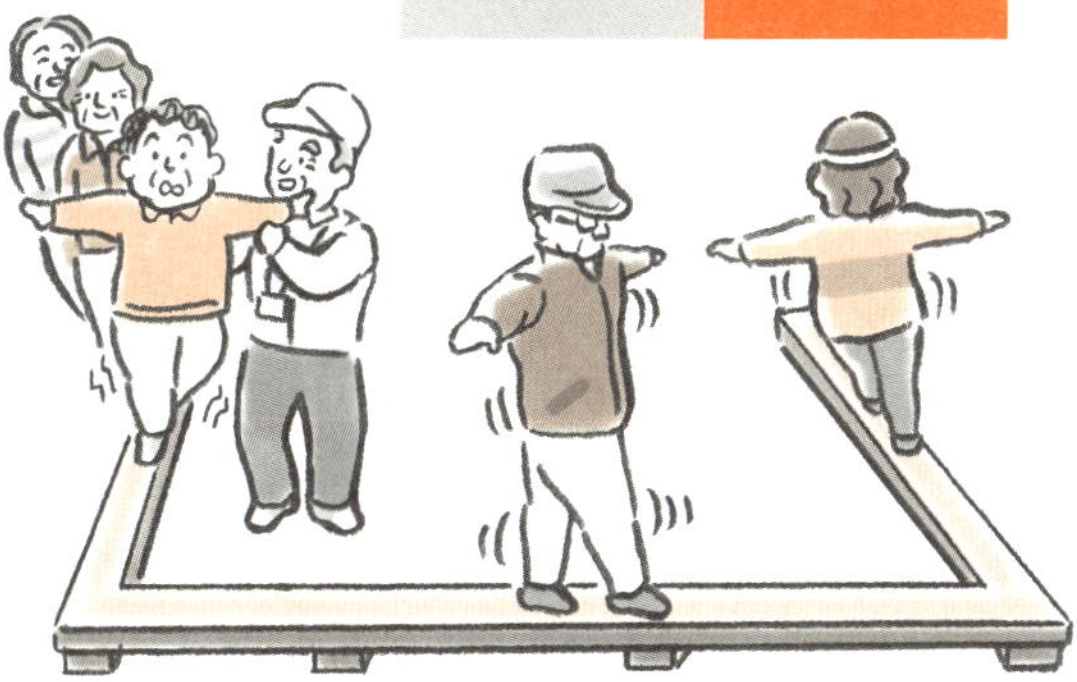

産業編集センター

〈公園うんどうを行なっている皆さんの声〉

「このうんどうで**一人で歩けるようになり**ました！」（67歳・女性）

「うんどうを始めてから**脳梗塞の後遺症が軽く**なってきています」（80代・男性）

「うんどうをすることで**皆さんと知り合いになり**、会話も弾むようになり、自分でも**明るくなった**と思います」（83歳・女性）

もくじ

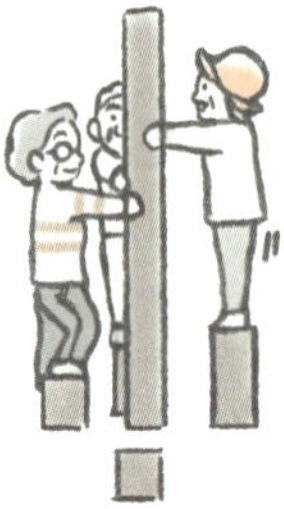

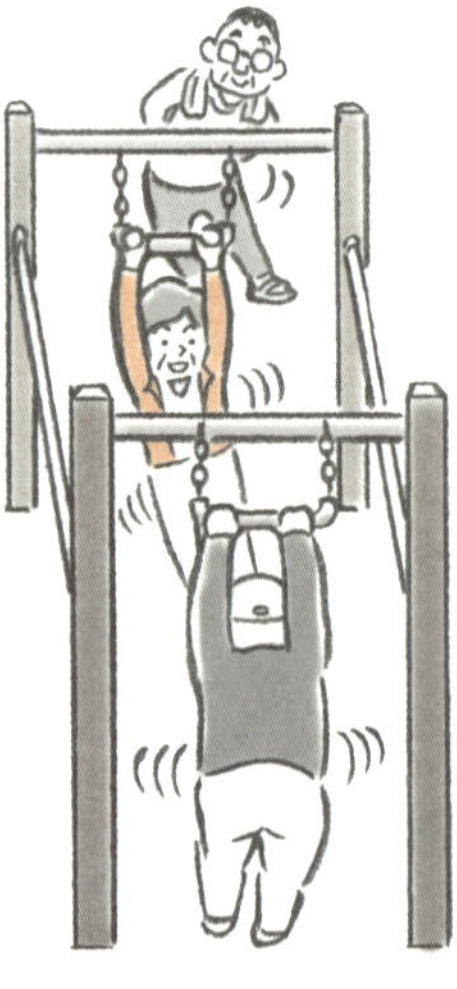

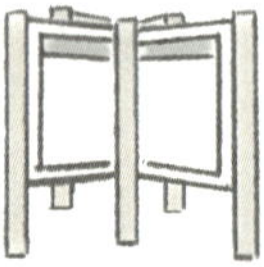

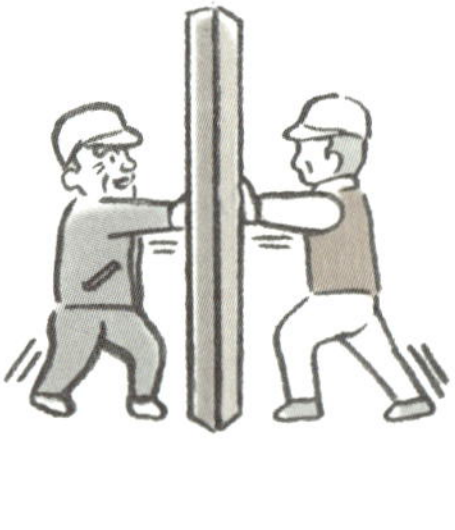

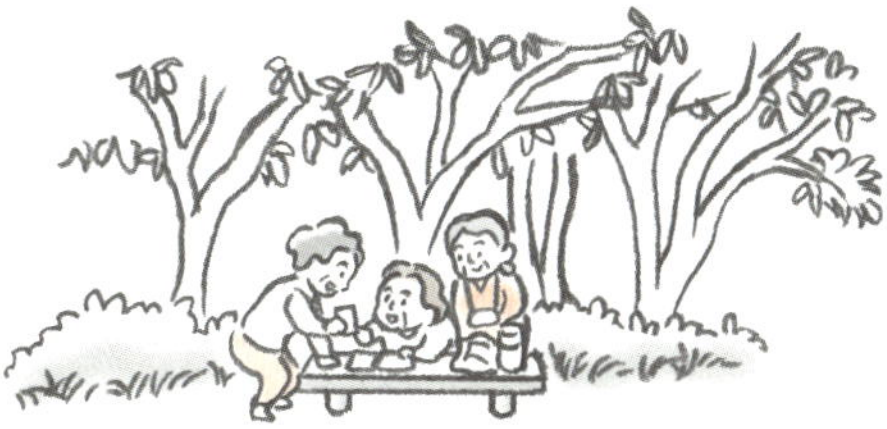

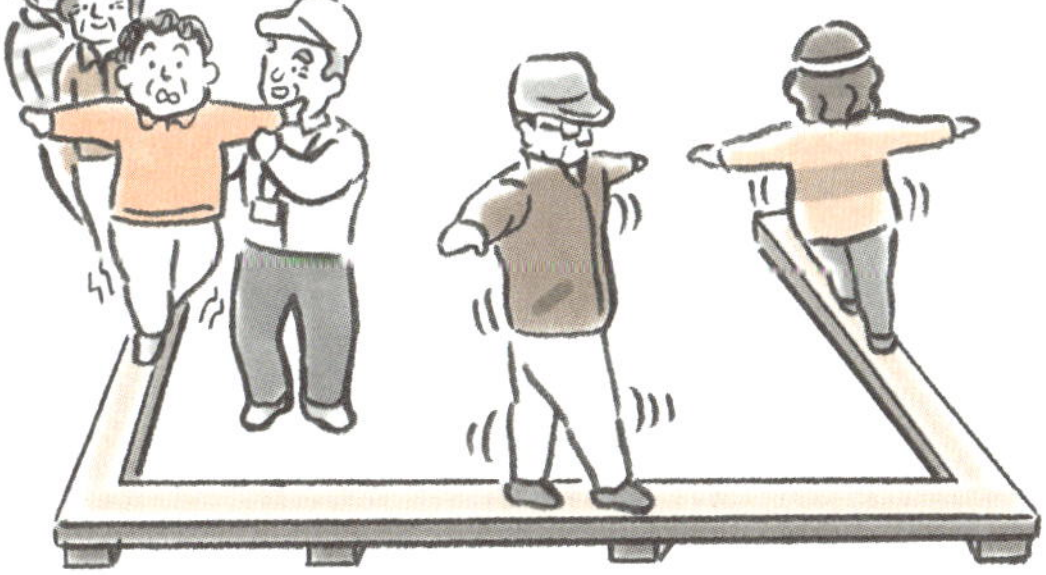

はじめに

◉寝たきりにはなりたくない

〝寝たきりになりたくない。〟

高齢者の誰もが切に思うことです。

〝ポックリ逝きたい。〟

と思っている人もいるかもしれません。ポックリ逝けたらいいですよね。でも残念ながら、そうは問屋がおろさない。歳をとればとるほど筋力、体力は落ちるのに、医療の発達した現代にあっては、おいそれと死ぬことがかなわない。だとすると、寝たきりにならずに、自立した高齢者になることの重要性が、より増してくるというものです。

◉頑張らないうんどう

高齢者の体力は、加齢とともに坂道を転がり落ちるように、下降線をたどります。体力が落ちると、より一層、動くことへの抵抗感が増します。悪循環です。運動の必要性を感じてはいるけれど、体力や体に自信がないから、運動できずにいる高齢者が少なくありません。

この「公園うんどう」は、まさにそんな高齢者のためのうんどうです。「公園うんどう」は、体を鍛える必要も、頑張る必要もありません。かんたんでやさしいから、コツコツ続けられ、習慣化できるうんどうです。そしてこの、うんどうの習慣化こそが、寝たきりを防ぐ、最良にして最高の方法なのです。

＊「うんどう」について

この本では「運動」を「うんどう」と書いています。「うんどう」は「運動」よりもやさしくかんたんなので、ひらがなにしました。かんたんなうんどうですが、高齢者にとっては効果絶大です。

◉効果を保証する驚きの仕掛け

動くことが苦手な高齢者がうんどうを習慣化するために、まず必要なこと、それは理論・理屈です。何のためのうんどうなのかを理解・納得できれば、自然に続けられるようになり、効果も明らかになっていきます。そして効果は「自信」につながるのです。自信がもてれば、うんどうを習慣化することは難しくありません。

●うんどうは6つ

自立した、寝たきりにならない生活を手に入れるためのうんどうは、たったの6種類です。

❶おはよううんどう
（朝起きたときや、全てのうんどうの前にする準備うんどう）

❷つまずかないうんどう
（足の疲れをとり、つまずかないようにするためのうんどう）

❸かいだんうんどう
（階段の上り下りなど、上下の動作をスムーズにするためのうんどう）

❹ふらつかないうんどう
（姿勢を改善し、腰を安定させ、ふらつきをなくすためのうんどう）

❺全身のびのびうんどう
（筋肉をほぐすためのうんどう）
❻ありがとううんどう
（寝る前や、全てのうんどうが終わった後にする整理うんどう）

●キーワードは「公園」

では、どこでこのうんどうを行なえばいいのか。家の中？　家の中でもできますが、一番良いのは公園です。

【公園が良いことの理由】

❶公園まで歩いて行くことで、散歩（ウォーキング、有酸素運動）の習慣化

が期待できます。

❷公園で新鮮な空気を取り入れながら体を動かすことで、環境の変化（暑さ、寒さなど）に適応するための力が高まります。

❸公園で家族以外の人と会うことが、心身ともに良い刺激となります。家の中に閉じこもりがちな高齢者にとって、社会性を取り戻す大切なチャンスとなります。

特に❸は、とても大切です。公園うんどうを始めたことで、「明るくなった」「服装に気を配るようになった」「はつらつと動けるようになった」という感想を持つ人が多くいます。家族以外の人とのやり取りが、忘れかけていた社会性を思い出させてくれるのです。

そうは言っても、他人と交わることを、憂うつに感じる人もいるかもしれません。憂うつの原因、それは〝歳をとった恰好悪い自分を見られたくない〟という自意識かも。でも……あえて言わせていただきます。そんなことを気にしているのは、ご本人だけです。

あなたが他人の容姿、恰好を気にしていないように、他人も自分のことで精一杯。あなたのことは目に入っているけれど、見えていません。相手が高齢者なら、なおさらです。

さらに言うならば……。歳をとったら、誰も顔なんて見ていないものです。顔なんてどうでもいい。大事なのは姿勢！

私たちは、姿勢良くシャキッとしている人を、恰好良いと感じるものなのです。

公園うんどうを行なうと、自然に目線は上がり、背筋も伸びて、若々しい身のこなしができるようになります。杖をついて公園にやってきた男性が、うんどうの後には、おしゃべりに興じながら杖を忘れて帰った、ということもありました。

公園に行くことで知り合いに会える、知り合いが増える、そんな副産物的な出来事が、うんどうを続けるための動機付けとして、とても大切なのです。

最後に少し補足説明です。

6つのうんどうは、できれば「うんどう遊園」で行なうのが理想です。けれど、「うんどう遊園」がご近所にない場合でも、行なえるように説明していますのでご安心ください。

「うんどう遊園」にある遊具

つまずかない
うんどう用

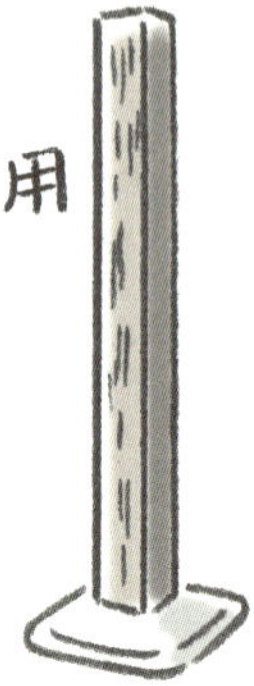

かいだん
うんどう用

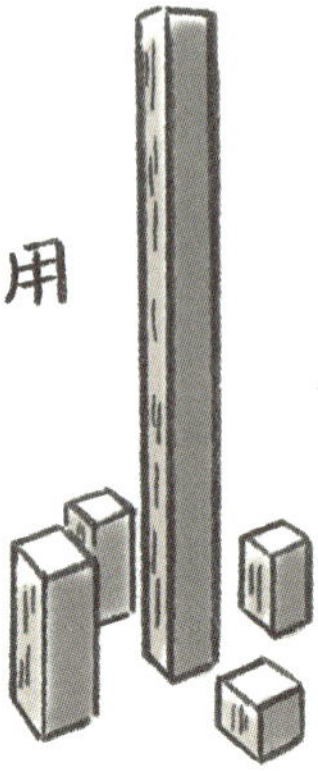

ふらつかない
うんどう用

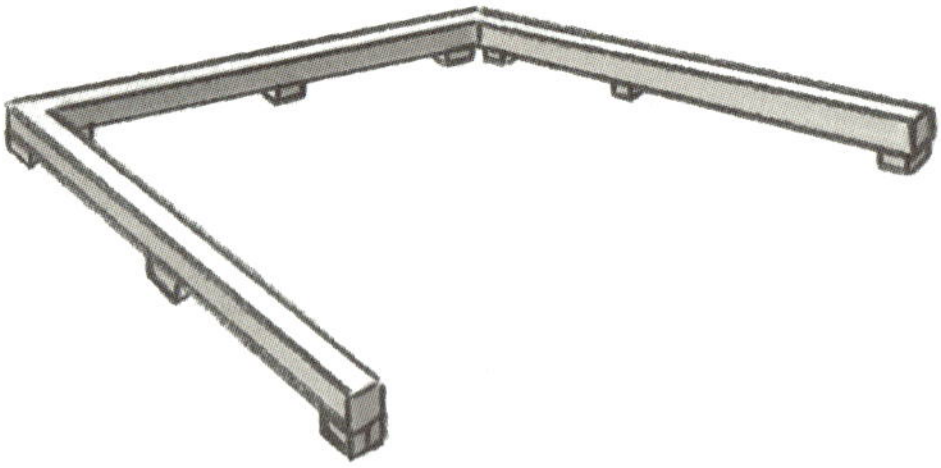

全身のびのび
うんどう用

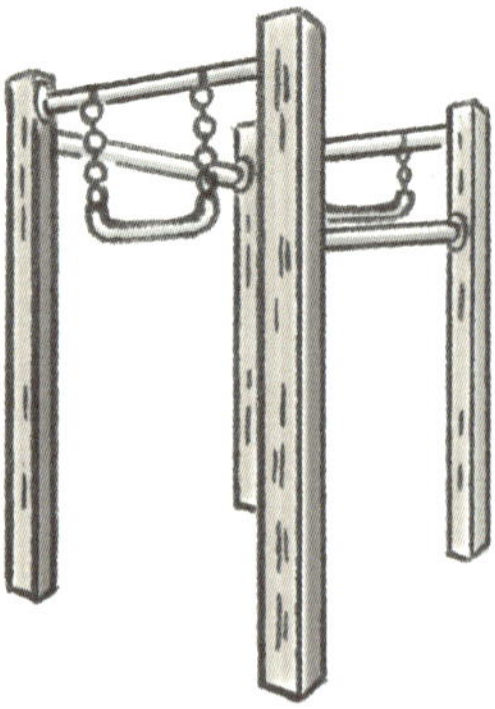

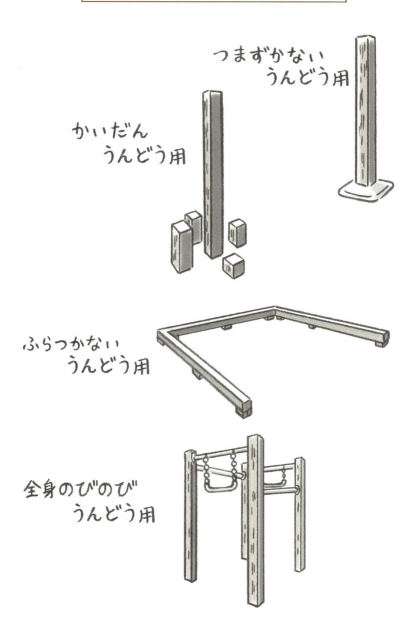

＊公益財団法人体力つくり指導協会＊

全国各地の「うんどう遊園」で公益財団法人体力つくり指導協会が「うんどう教室」を行なっています。この教室は運動が苦手な高齢者を対象にした内容となっています。P.36に「うんどう教室の効果」を掲載しています。「うんどう教室」には指導員はいますが、先生はいません。指導員も参加者と同じ、まごうことなき高齢者です。体力つくり指導協会から認定を受けた人が、指導員となってボランティアで教室を運営しています。

公益財団法人体力つくり指導協会の詳細はP.112をご覧ください。

※うんどう教室の様子をご覧いただけます。
http://www.tairyoku.or.jp/exercise-classroom/

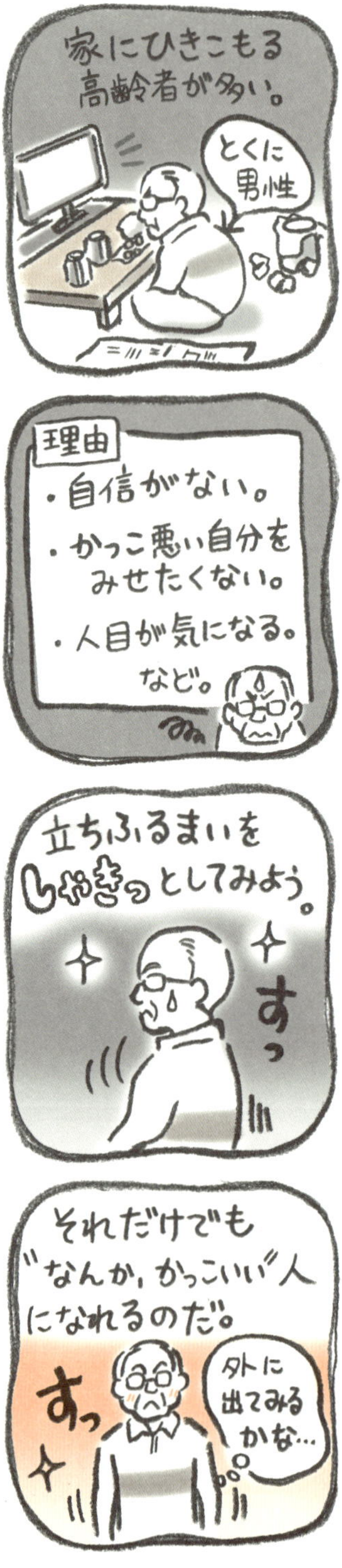
家にひきこもる
高齢者が多い。
とくに男性
理由
・自信がない。
・かっこ悪い自分をみせたくない。
・人目が気になる。
など。
立ちふるまいを
しゃきっとしてみよう。
すっ
それだけでも
"なんか、かっこいい"人
になれるのだ。
すっ
外に出てみるかな…

1章

公園うんどうをする前に

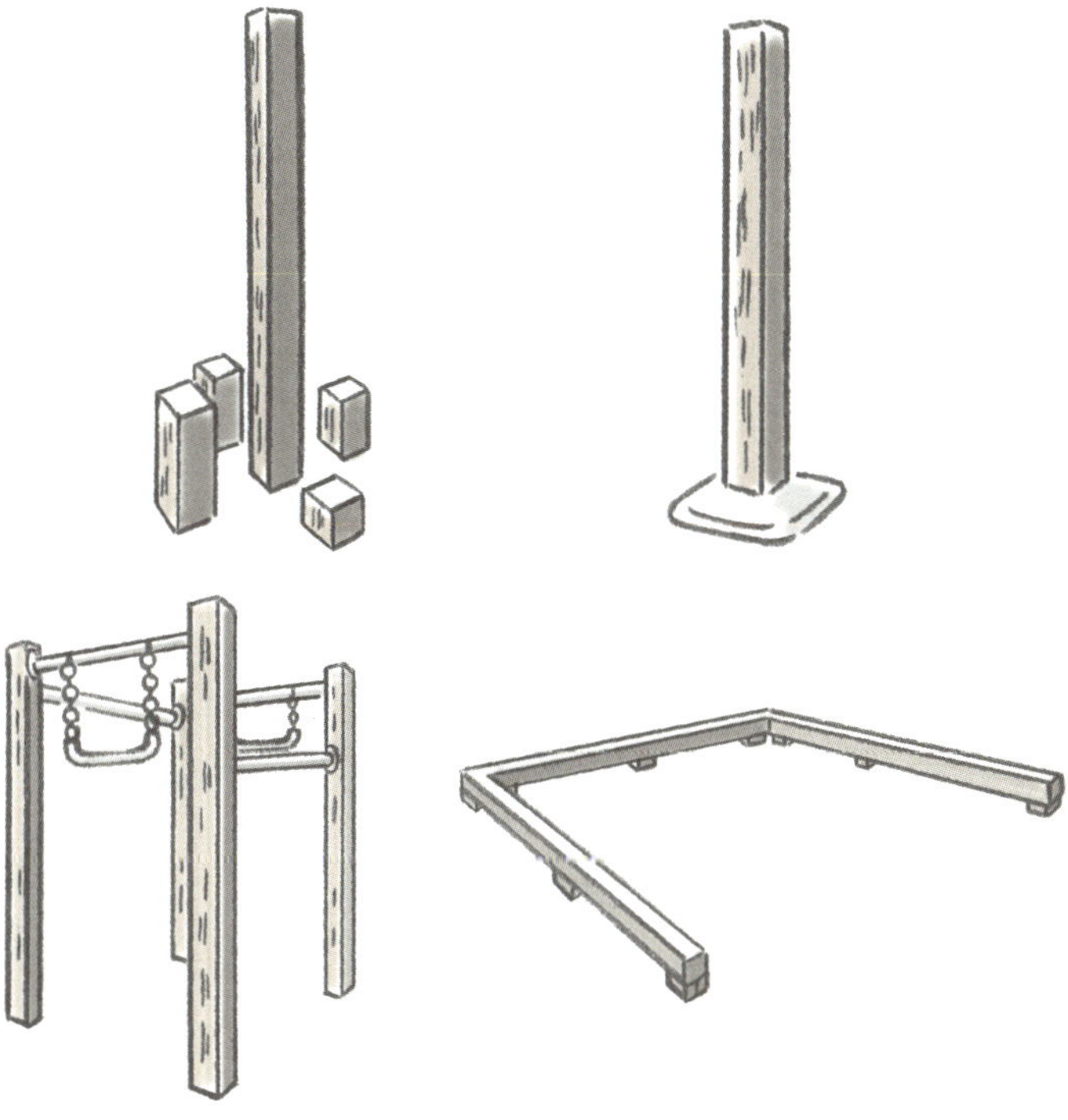

〈うんどうをするときの注意点〉

❶呼吸をしながら行ないましょう（息を止めないこと）。

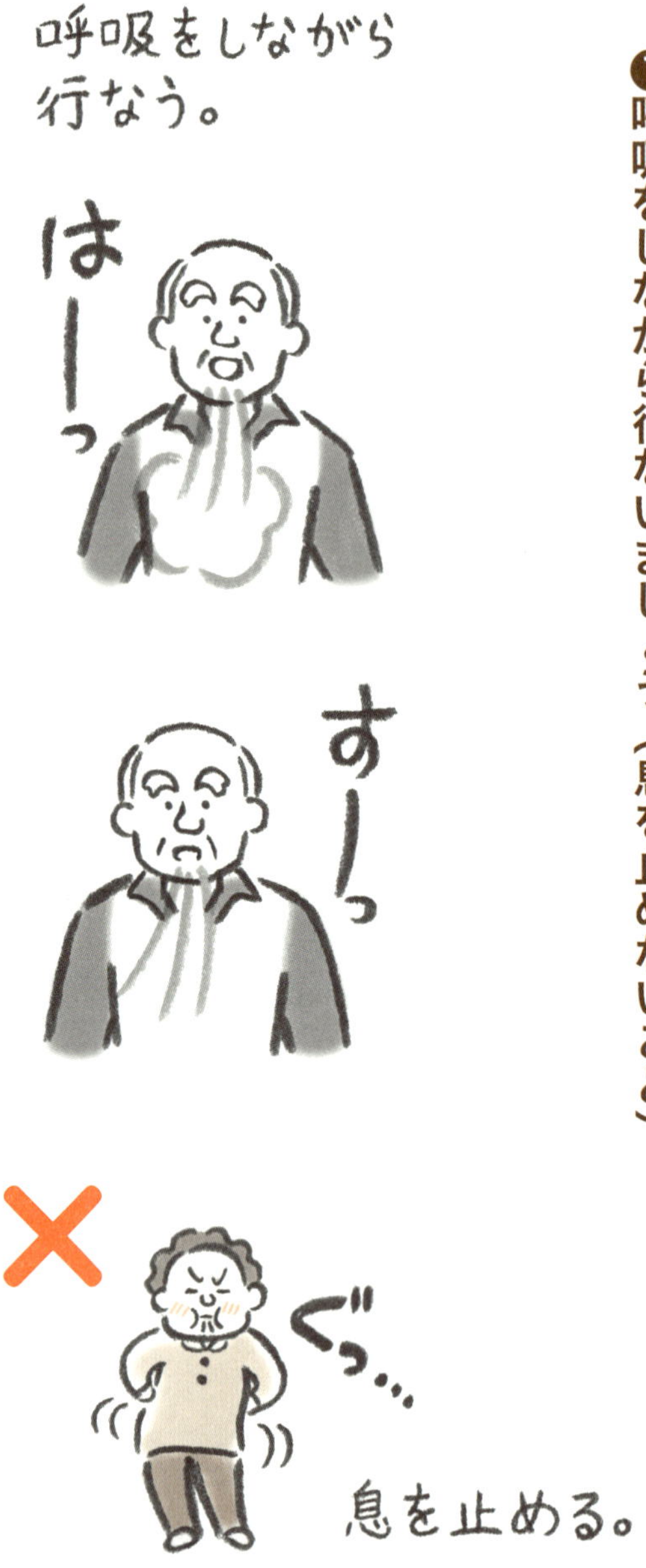
呼吸をしながら
行なう。
はーっ
すーっ
ぐっ…
息を止める。

❷体はゆっくりと丁寧に動かしましょう（反動をつけたり、勢いよく動かさない）。

❸他人と比べないようにしましょう。

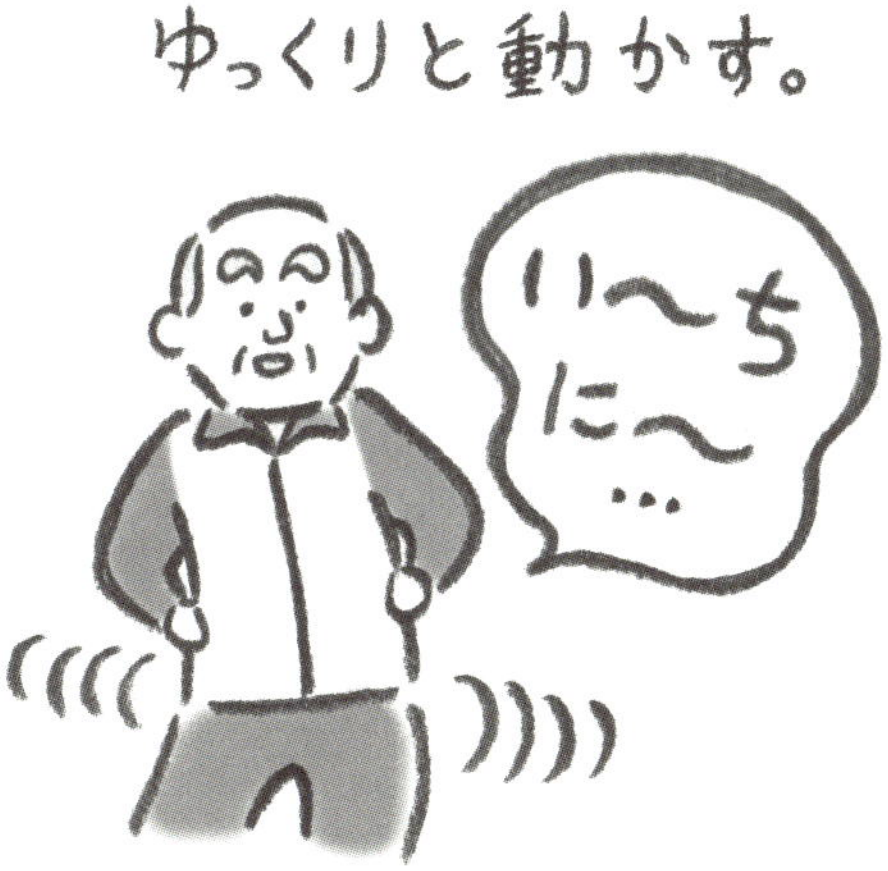
ゆっくりと動かす。
い〜ち
に〜
…

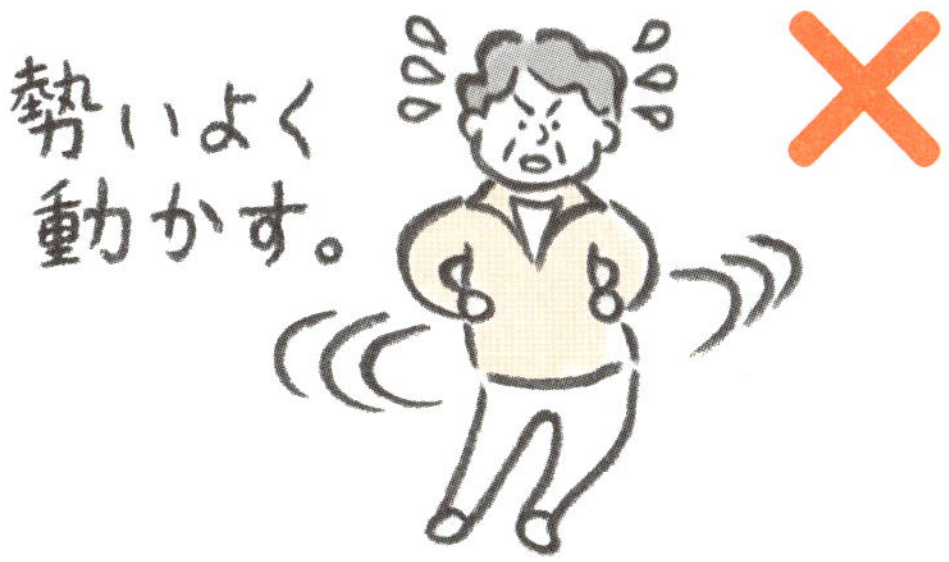
×
勢いよく
動かす。

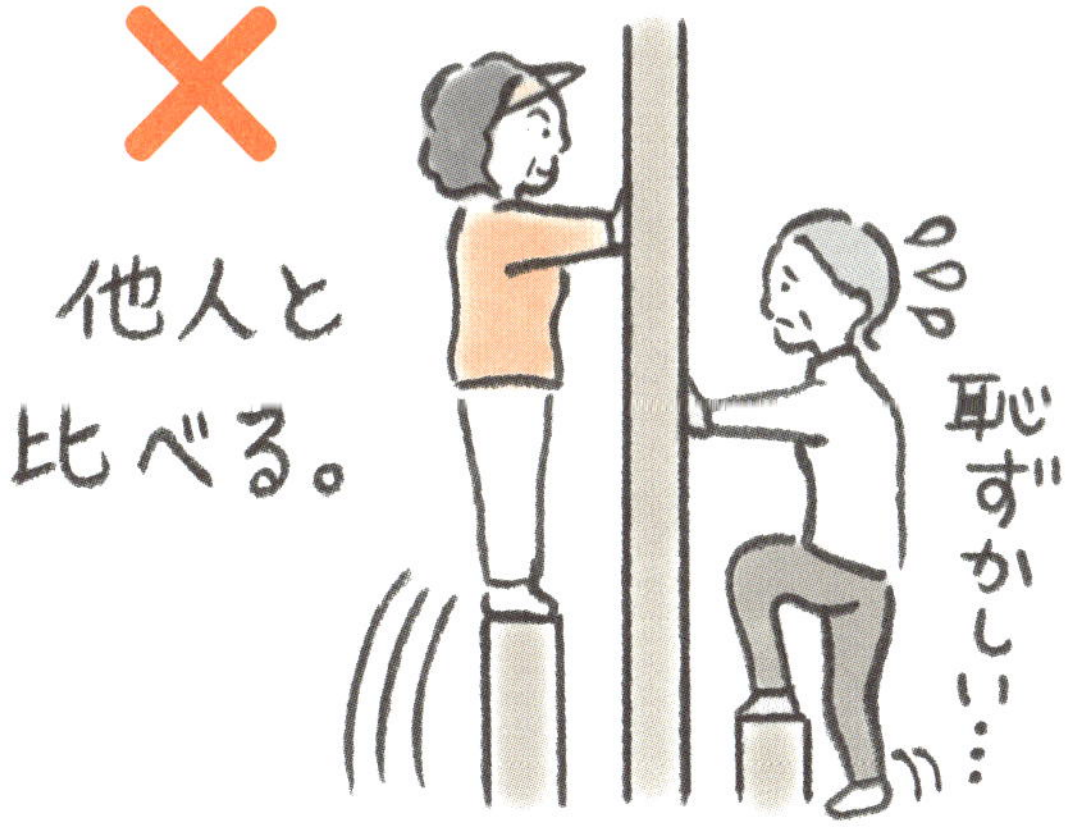
×
他人と
比べる。
恥ずかしい…

❹無理をしないようにしましょう。
❺できることから毎日少しずつ続けましょう。

× 無理をする。

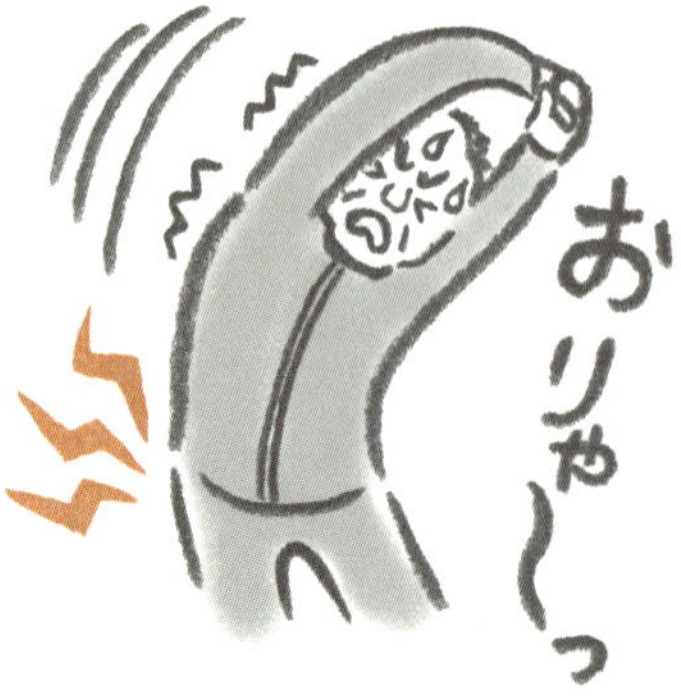
おりゃ～っ

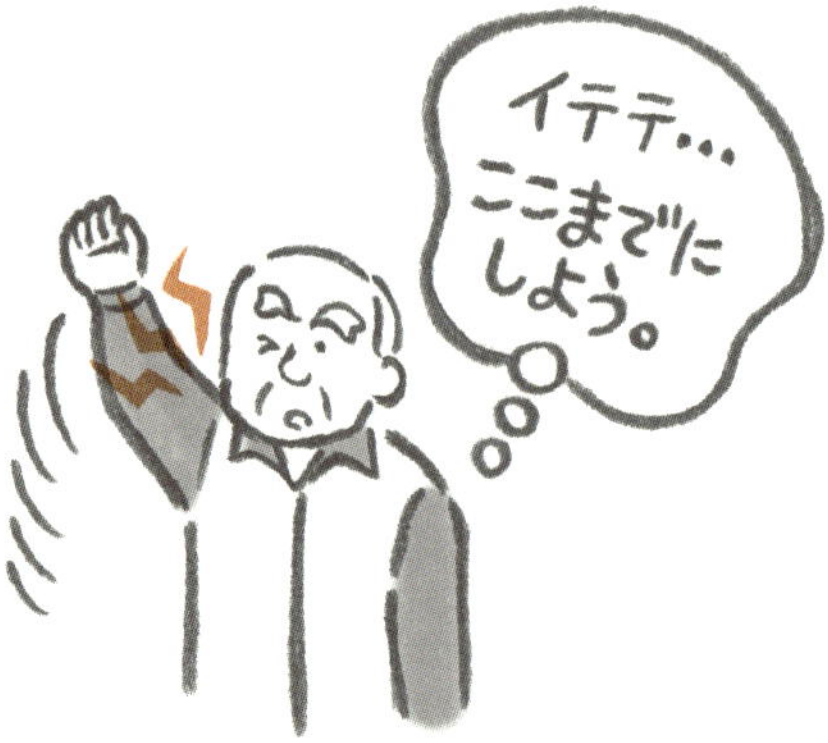
イテテ…
ここまでにしよう。

× がんばりすぎる。

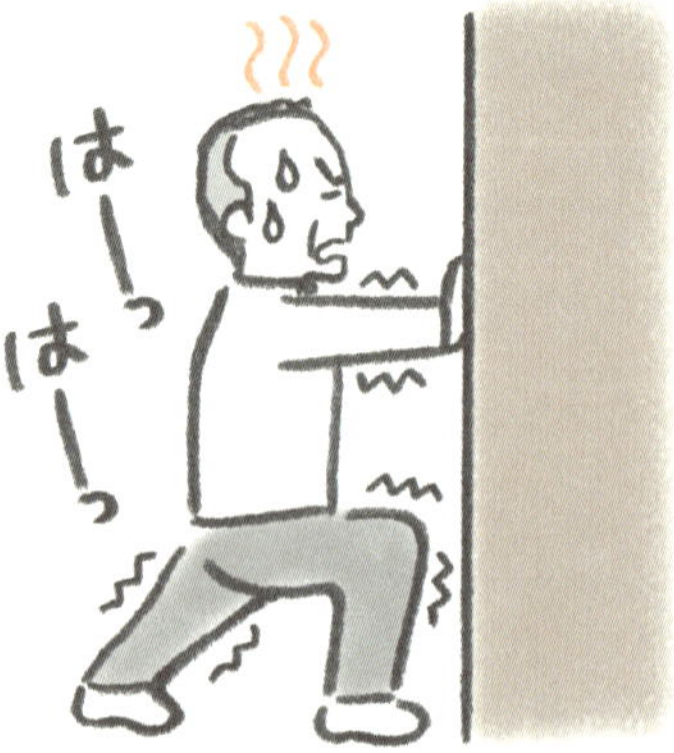
はーっ
はーっ

❻週に2、3回は行ないましょう。

❼1日30分を目安に行ないましょう。

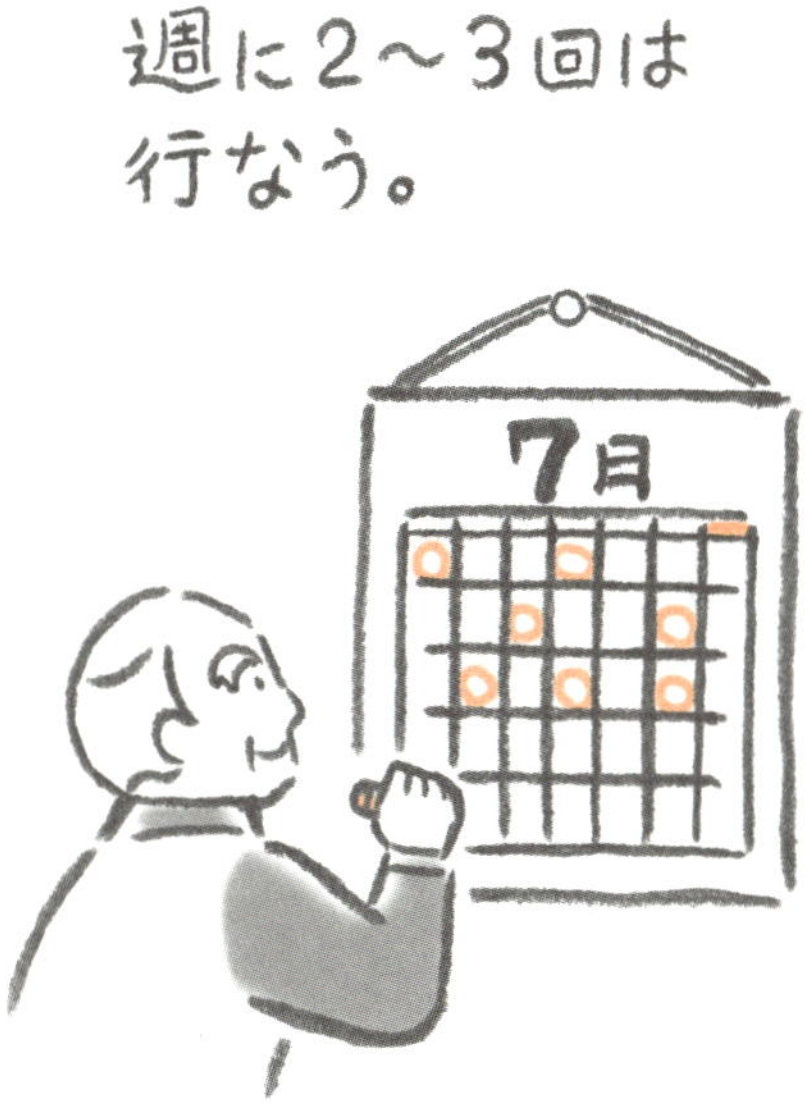
週に2〜3回は行なう。
7月

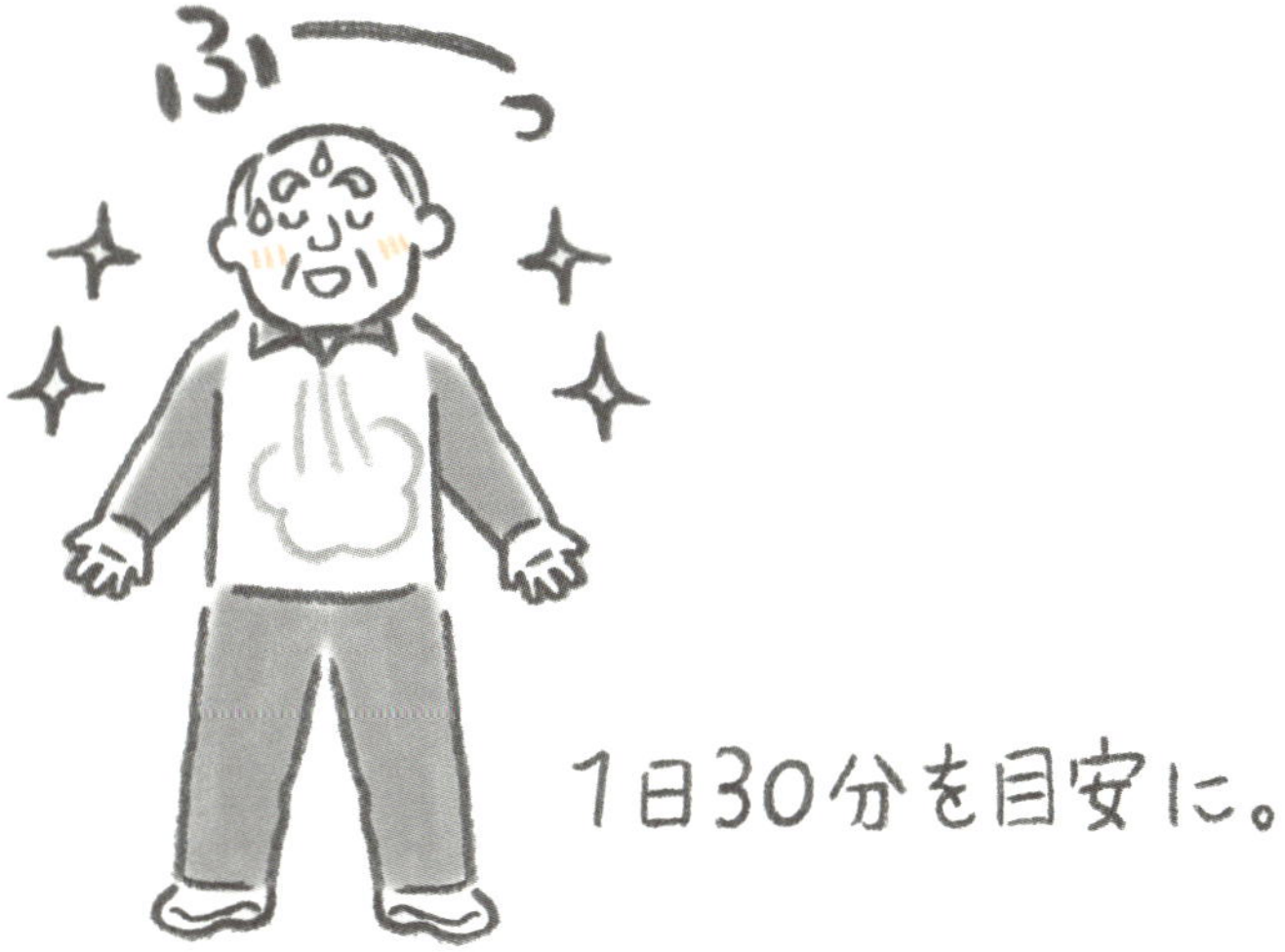
ふーっ
1日30分を目安に。

〈チェック項目！〉

＊うんどうをする前には次の項目のチェックを忘れずに。

該当する項目があるときには、うんどうは控えたほうが良いかもしれません。

□とても疲れている。

□全身がだるい。

□睡眠不足が続いている。

□昨日の晩、よく眠れなかった。

□めまいがする。

□心臓がドキドキする。

□咳や鼻水が出る。

□最近、強い精神的ショックを受けた。

2章

おはよううんどう（準備うんどう）

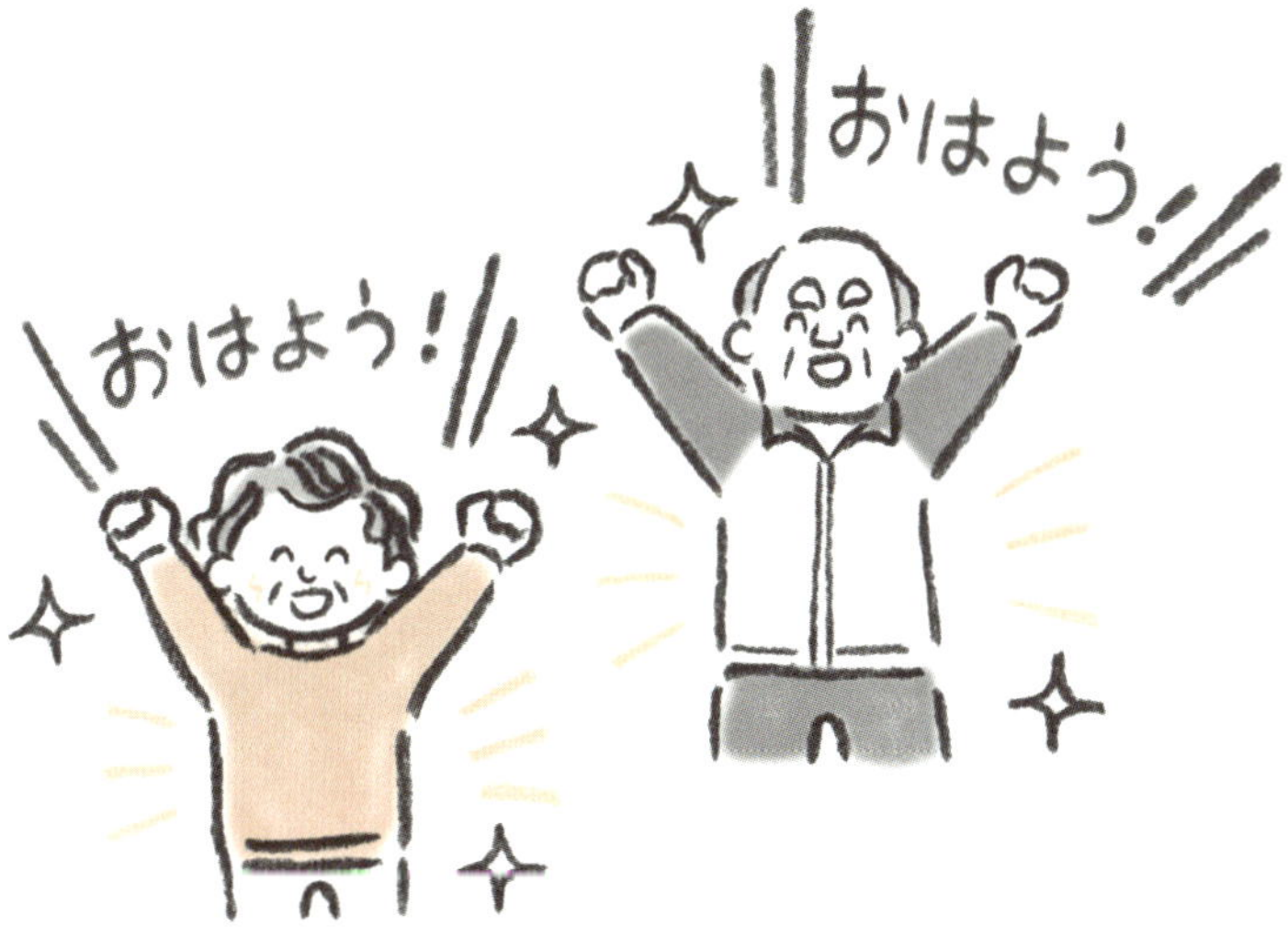

一日を始めるための準備うんどうです。

体の大きな５つの関節（足首、ひざ、腰、肩、首）を、下から順番に、ゆっくり大きく回します。関節に油を差してあげるような気持ちで行ないましょう。

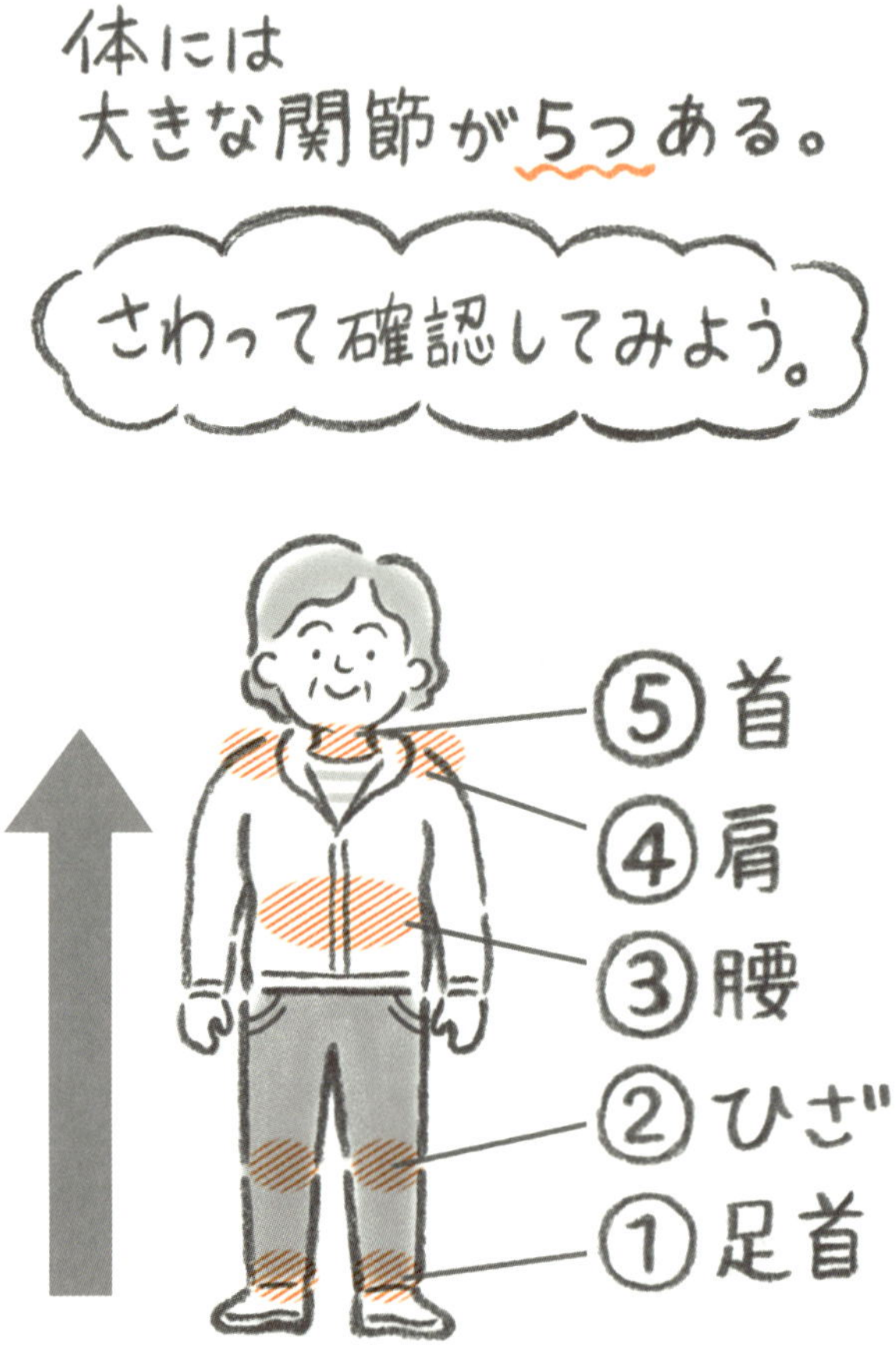

①足首

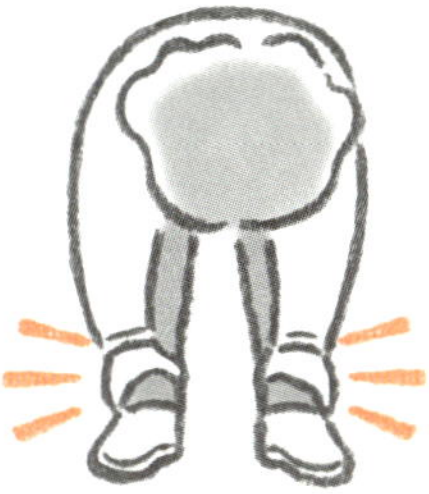

②ひざ

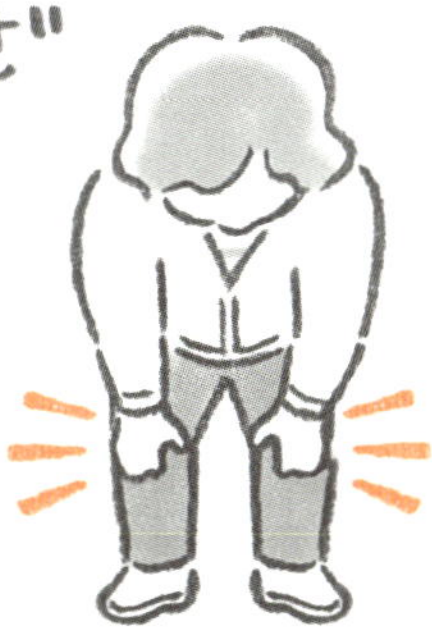

③腰

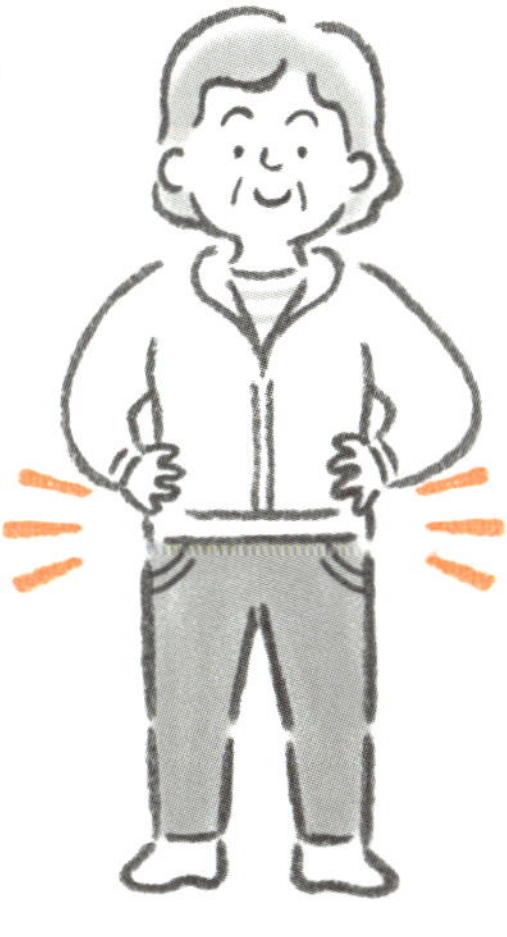

④肩

⑤首

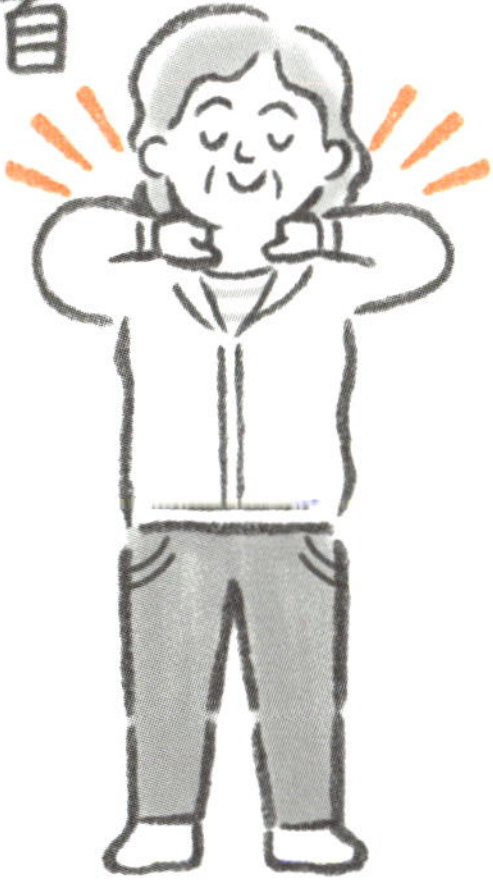

1 足首とひざ回し

❶両足を握りこぶし1つ分くらいひらいて立ち、ひざに手を当ててゆっくり大きく回します。

❷左右5回、行ないましょう。

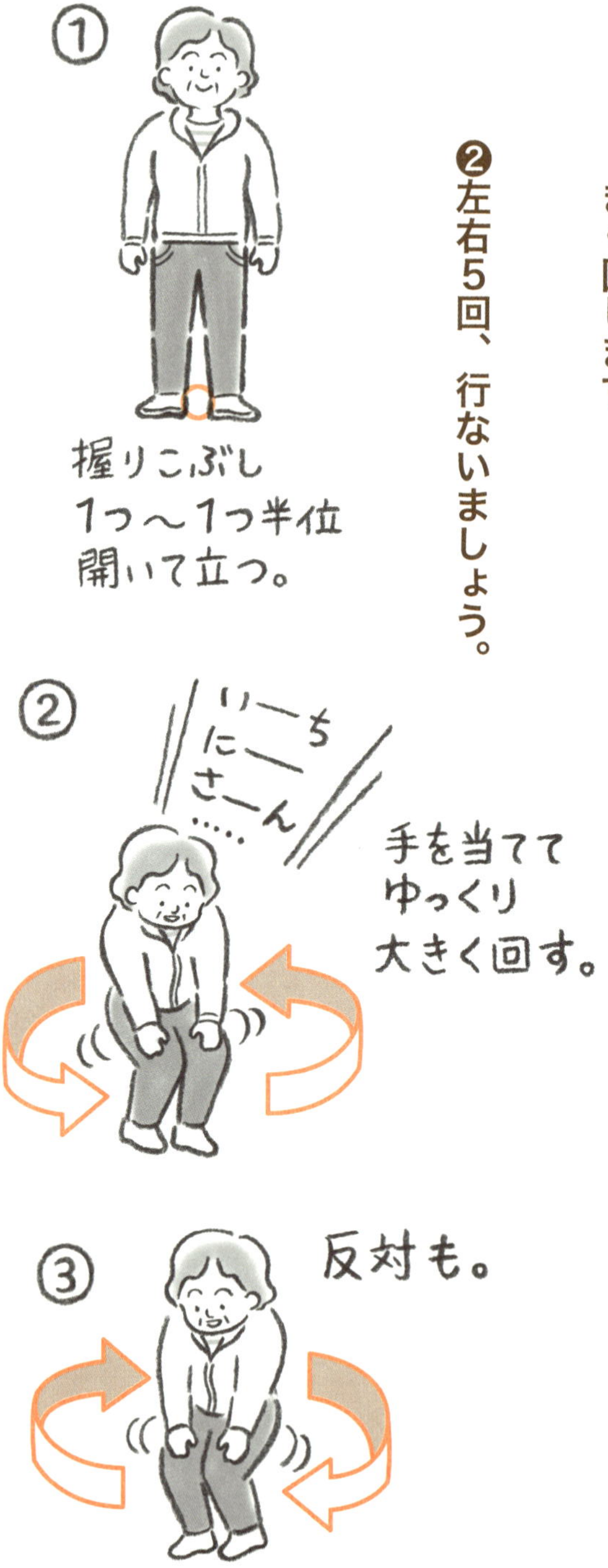
①
握りこぶし
1つ～1つ半位
開いて立つ。
②
いーち
にー
さーん
……
手を当てて
ゆっくり
大きく回す。
③
反対も。

2 腰回し

❶両足を腰幅くらいにひらいて立ち、腰を後ろに引きます。

❷ゆっくり大きく回します。

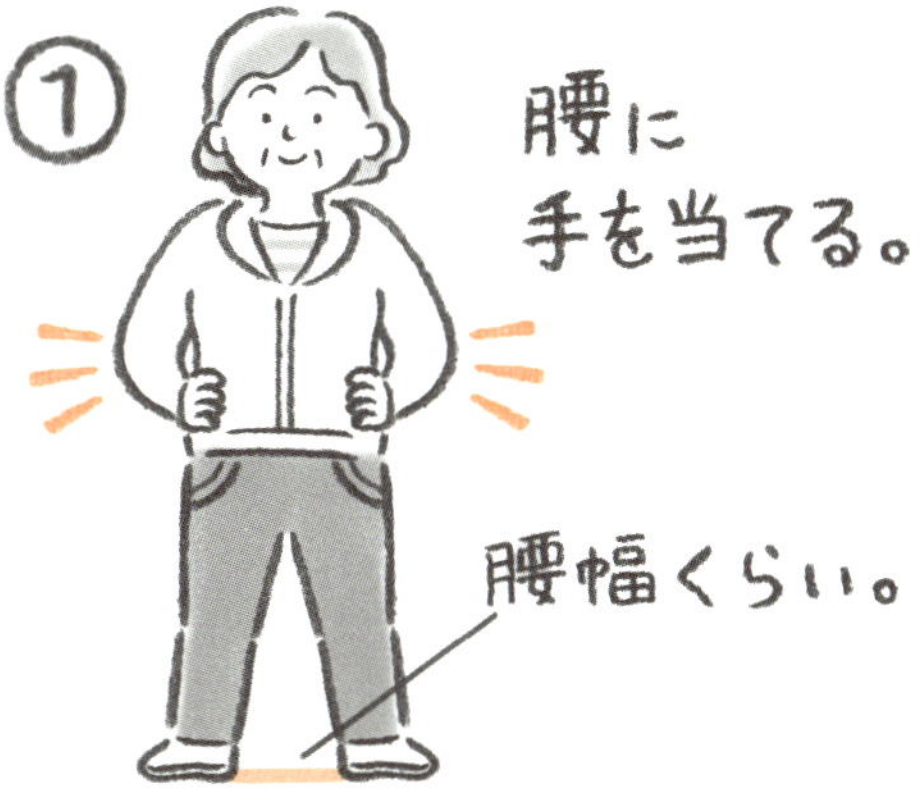
①
腰に
手を当てる。
腰幅くらい。

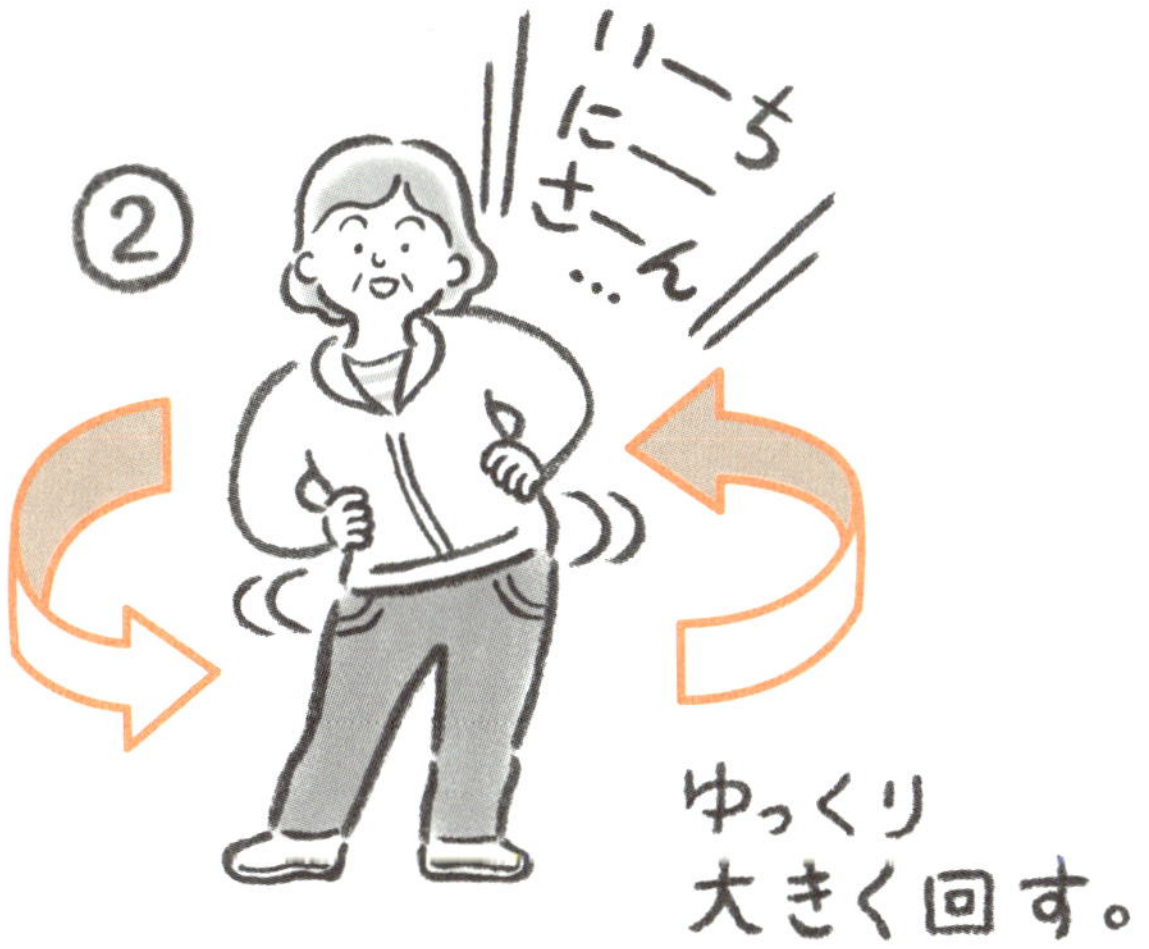
②
い ー ち
に ー
さ ー ん
…
ゆっくり
大きく回す。

❸左右5回、行ないましょう。

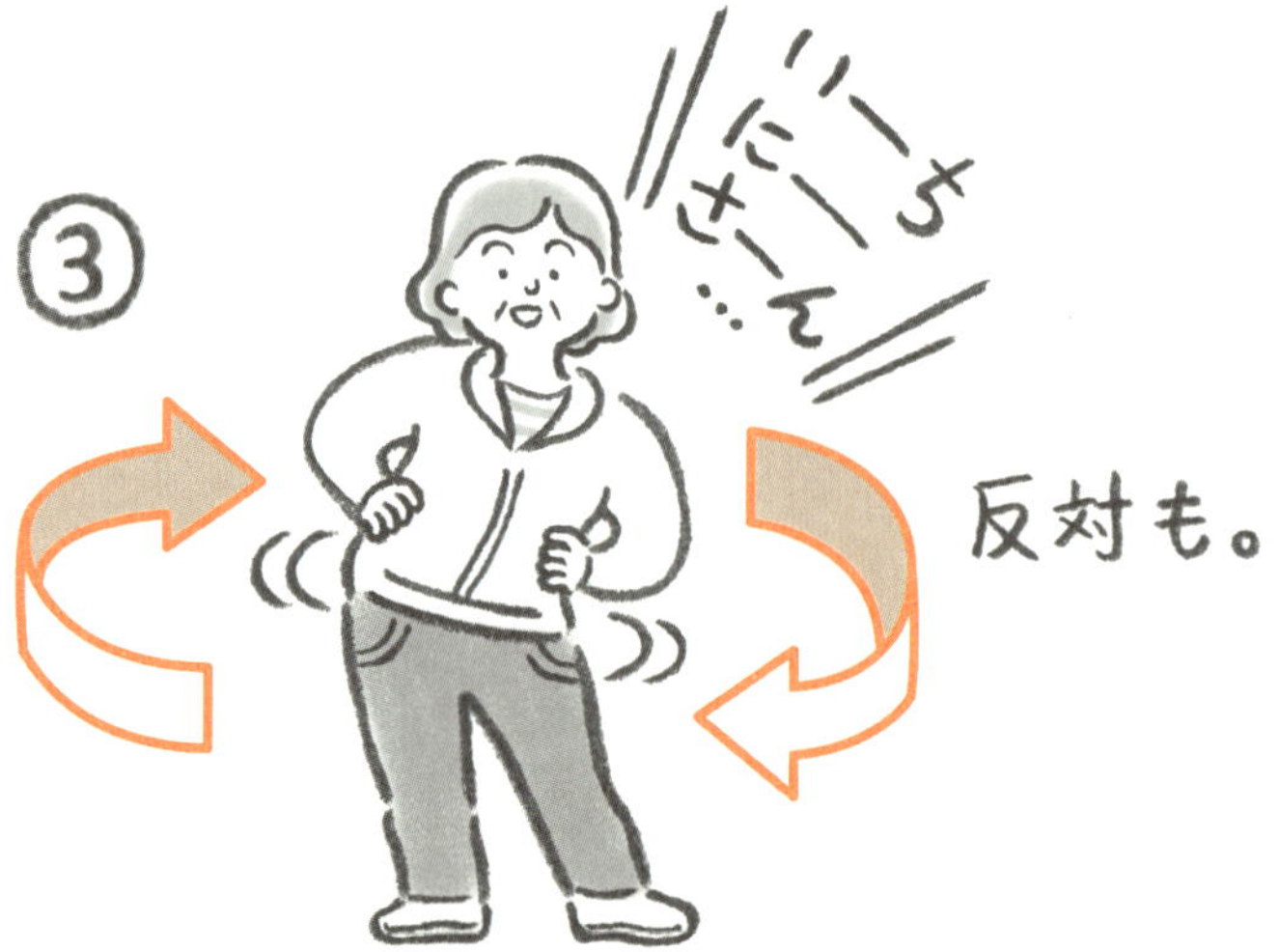
③
いーち
にー
さーん…
反対も。

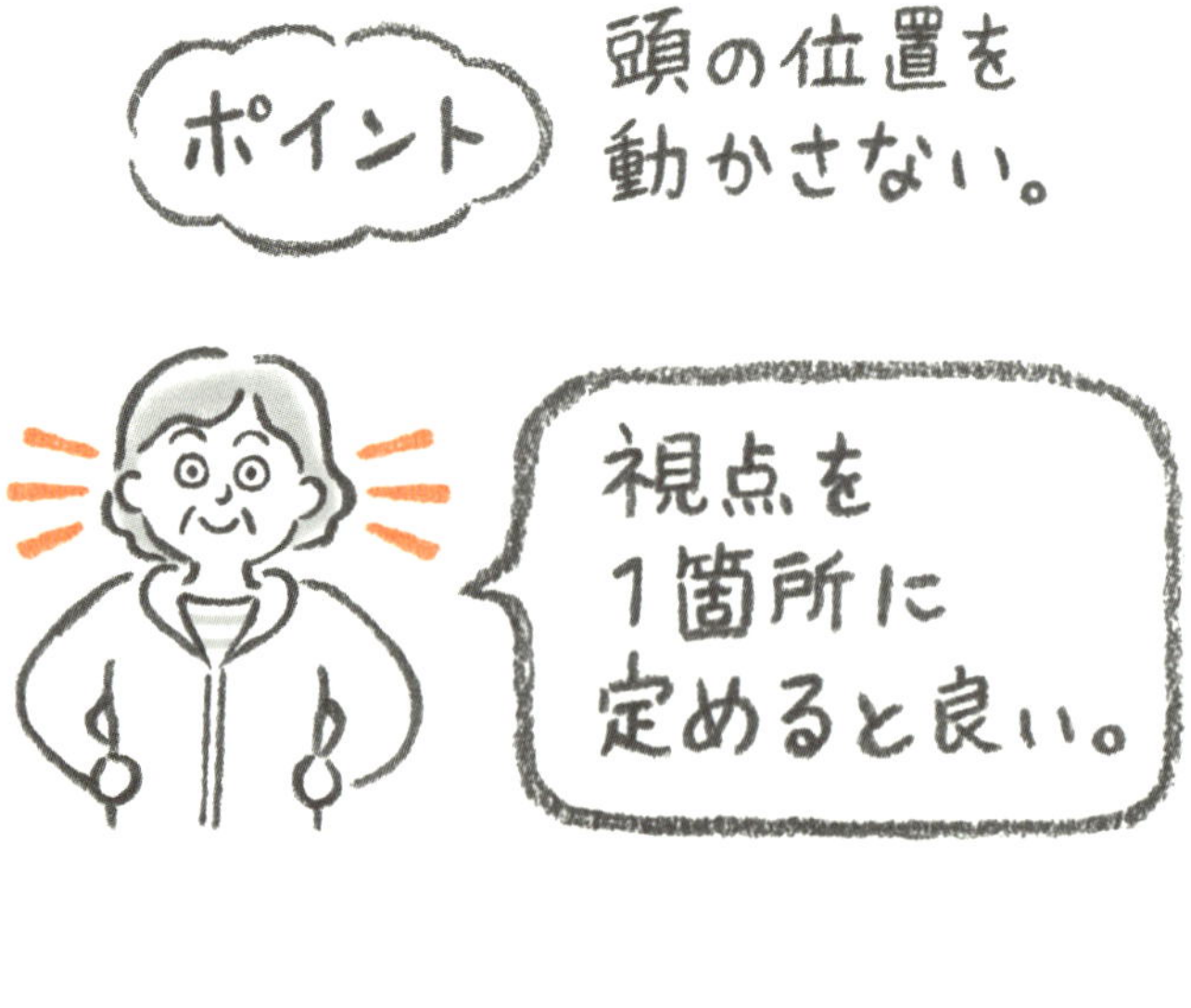
ポイント
頭の位置を
動かさない。
視点を
1箇所に
定めると良い。

注意点

- ■ひざを曲げないようにしましょう。
- ■背筋を伸ばしましょう。
- ■頭を動かさないようにしましょう。

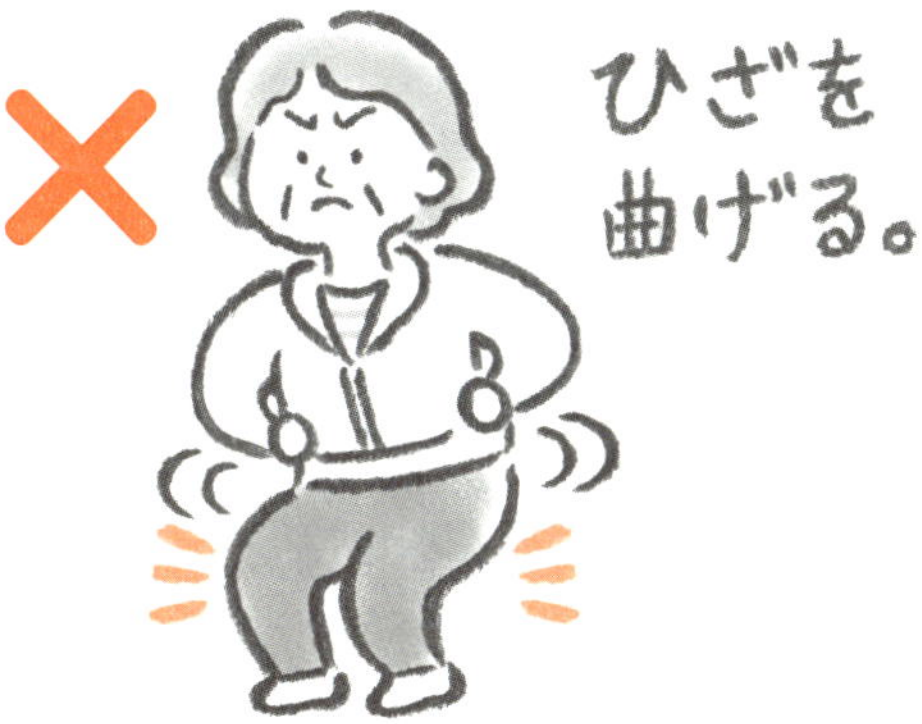
×
ひざを
曲げる。

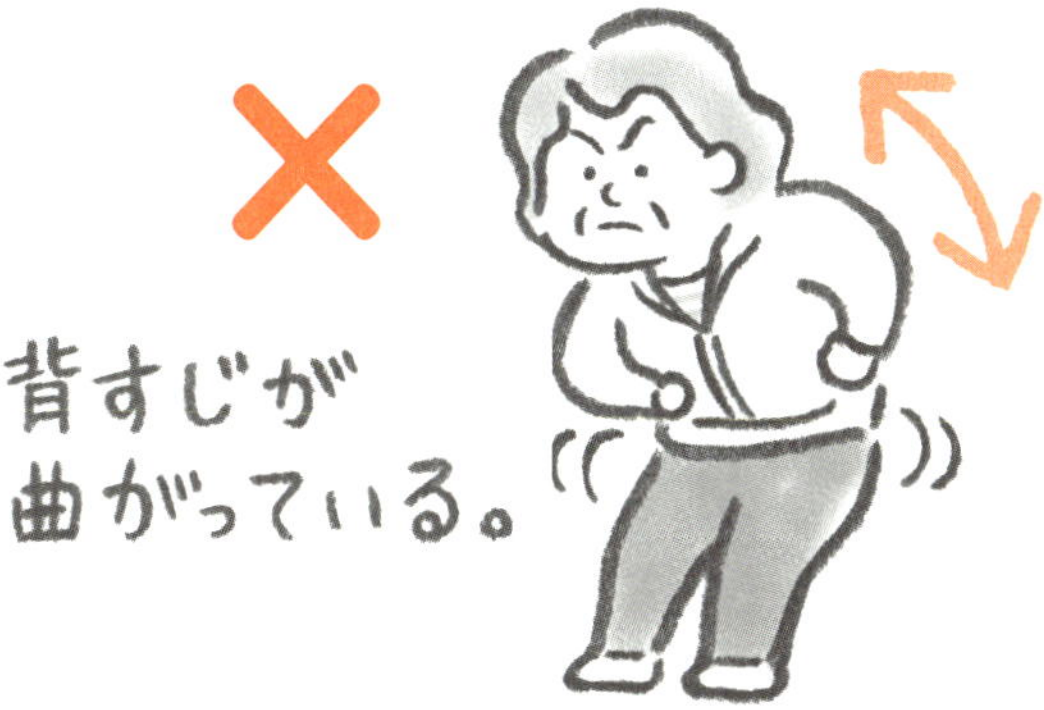
×
背すじが
曲がっている。

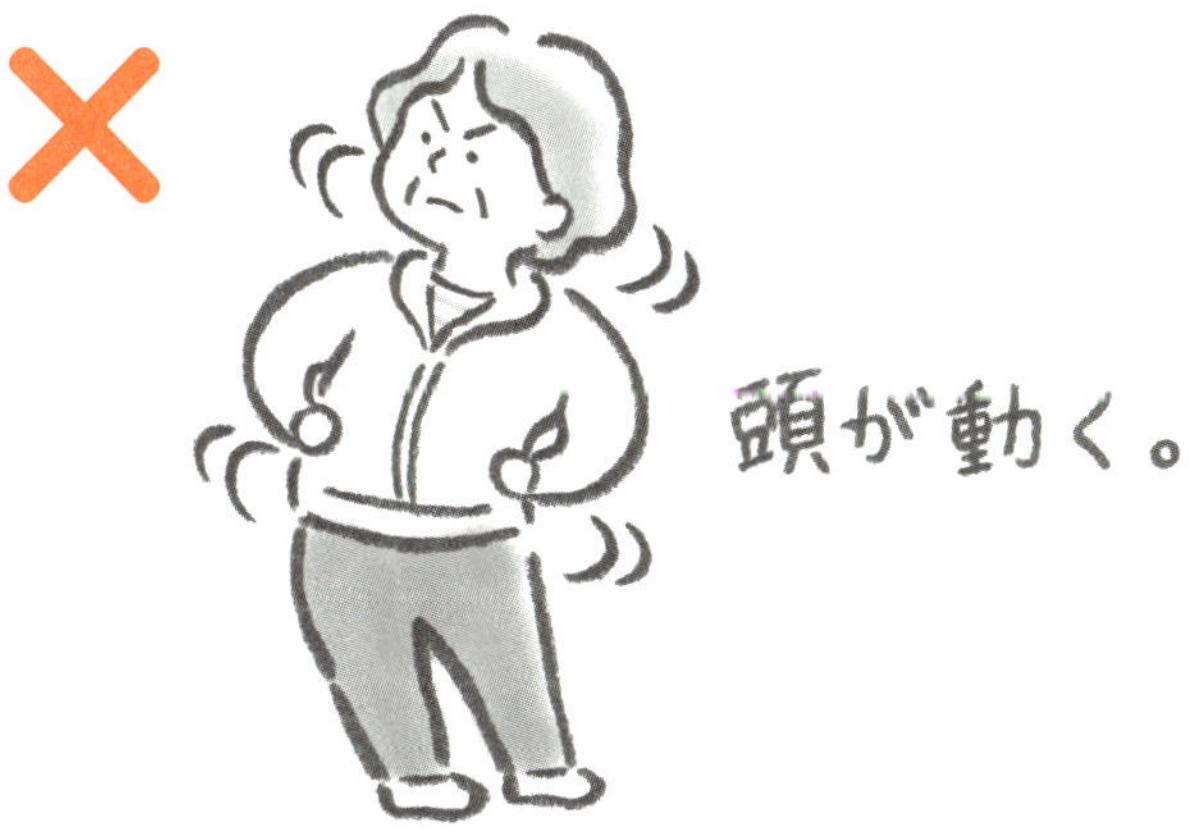
×
頭が動く。

3 肩回し

❶腕を後ろから前にゆっくり大きく回します。
❷腕を前から後ろに同じように回します。
❸前後5回行ないましょう。

①

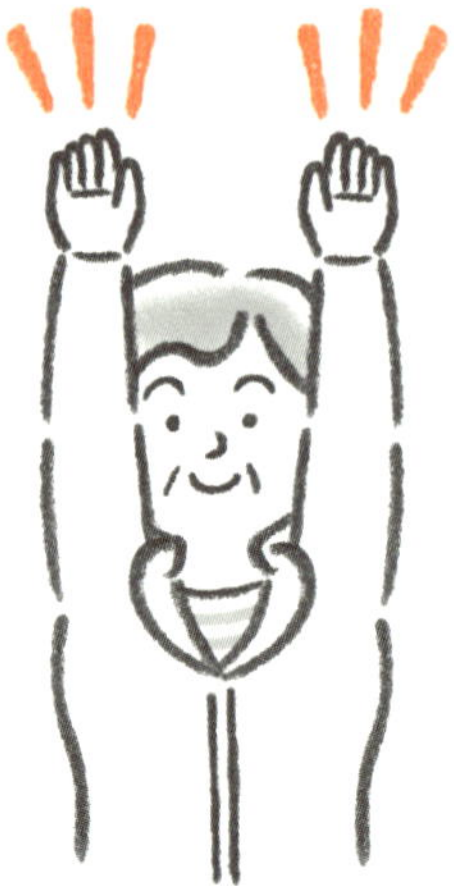

両腕を上げる。

②

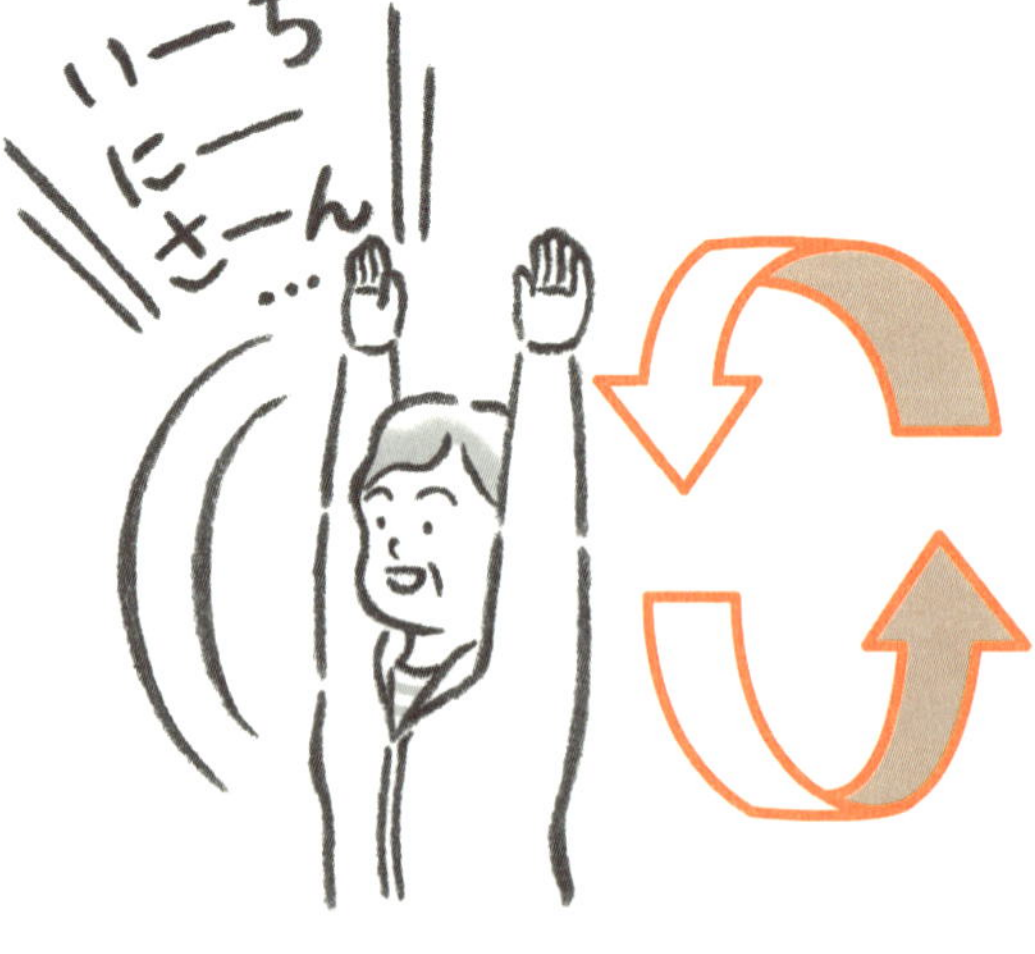

腕を
後ろから前に
ゆっくり大きく
回す。

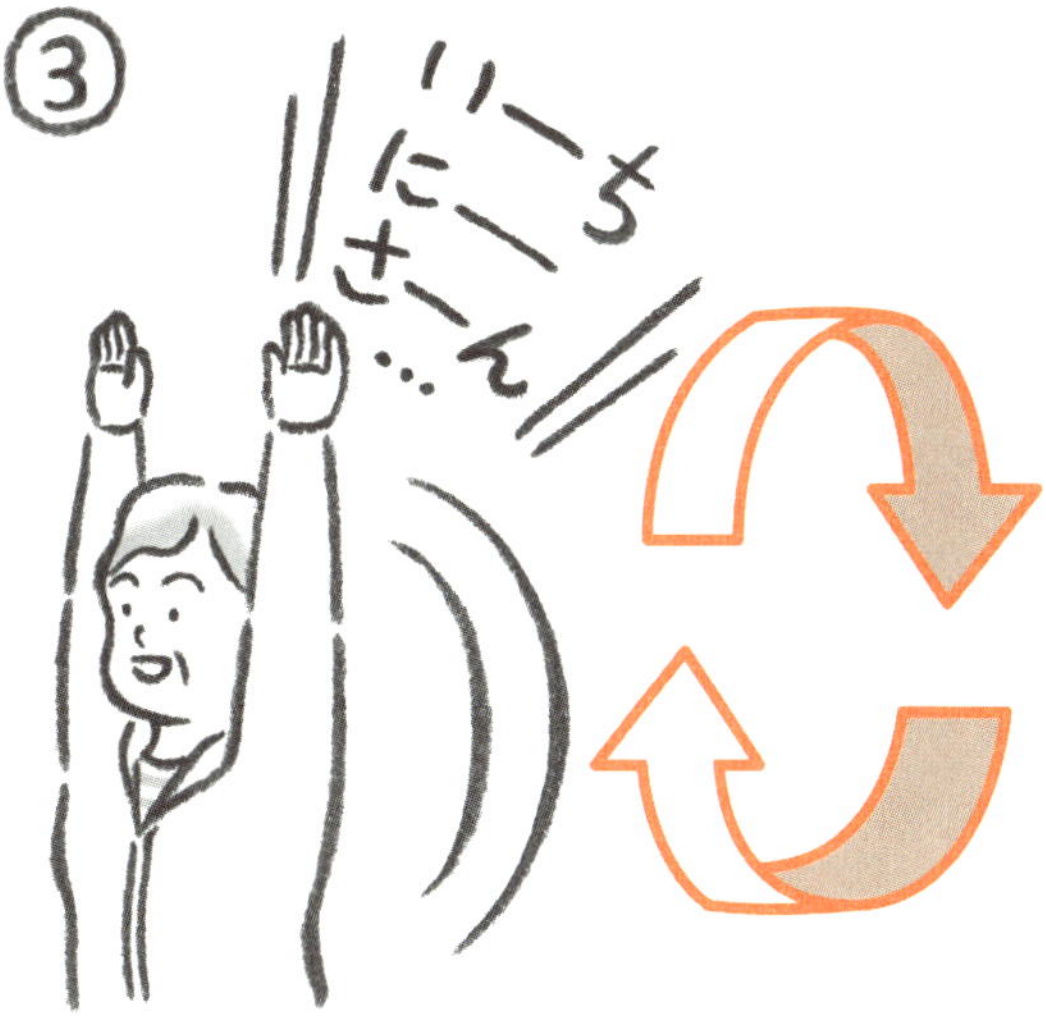

前から後ろも。

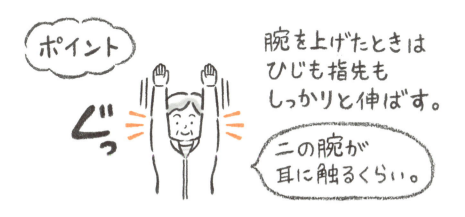

ポイント

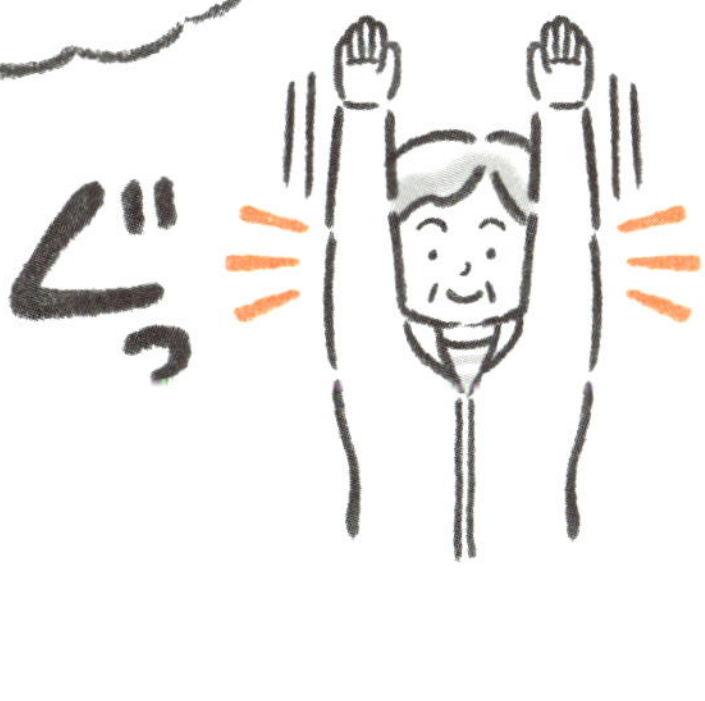

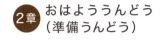

腕を上げたときは
ひじも指先も
しっかりと伸ばす。

二の腕が
耳に触るくらい。

4 首回し

❶両手を体の後ろで組みます。

❷ゆっくり首を回します。目は閉じないように。

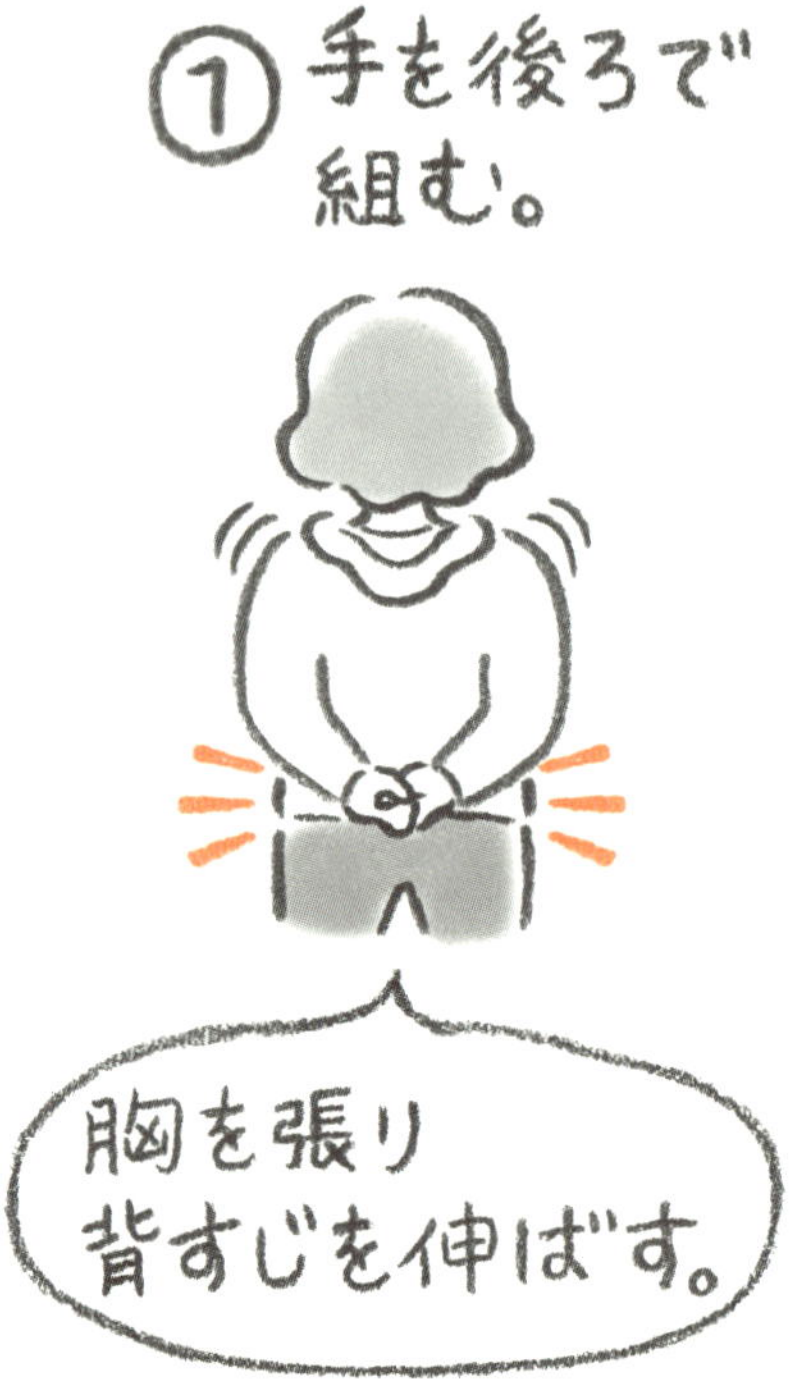
①手を後ろで
組む。
胸を張り
背すじを伸ばす。

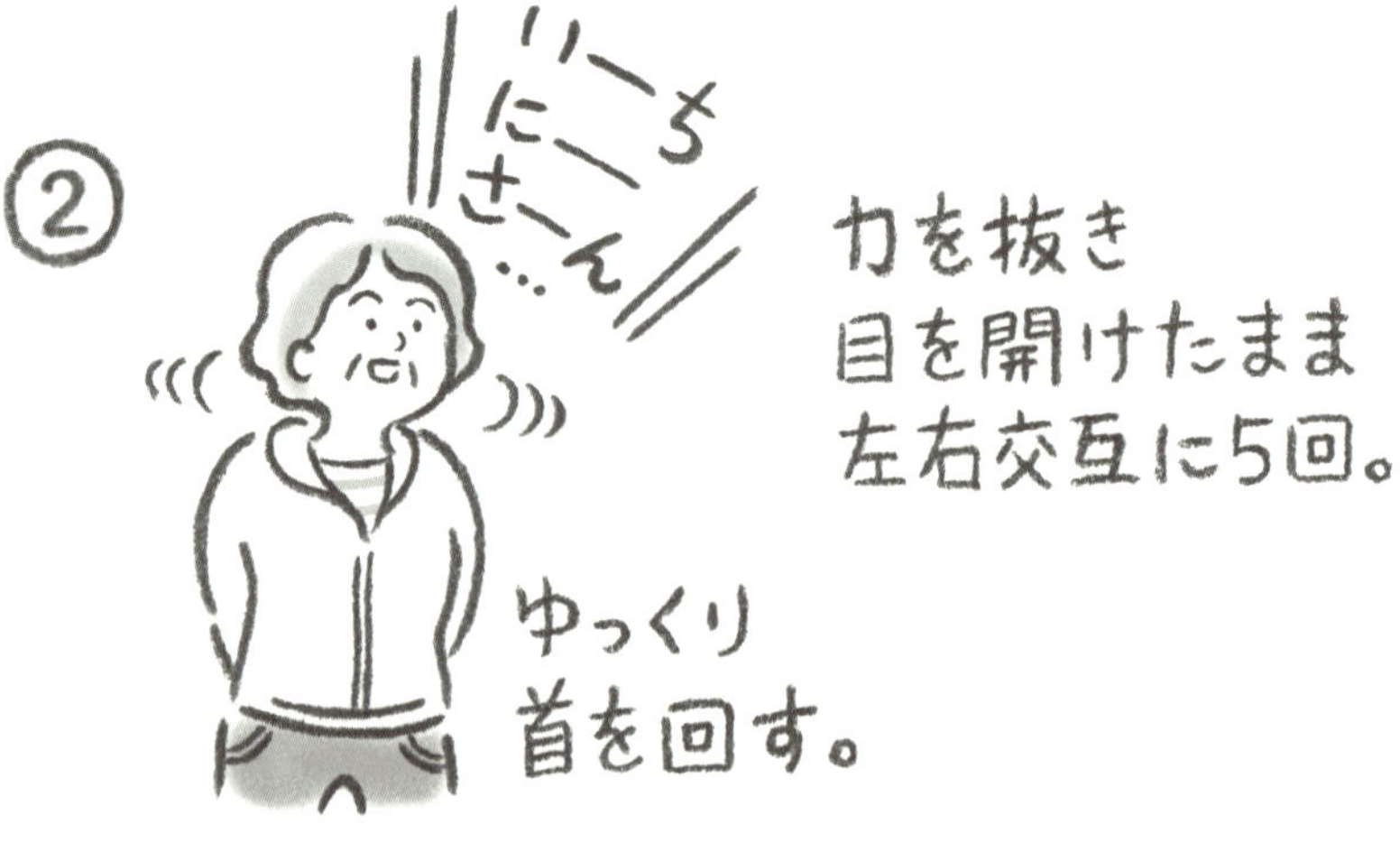
②
いーち
にー
さーん…
力を抜き
目を開けたまま
左右交互に5回。
ゆっくり
首を回す。

ポイント

目はしっかり開きましょう。
力を入れずに回します。

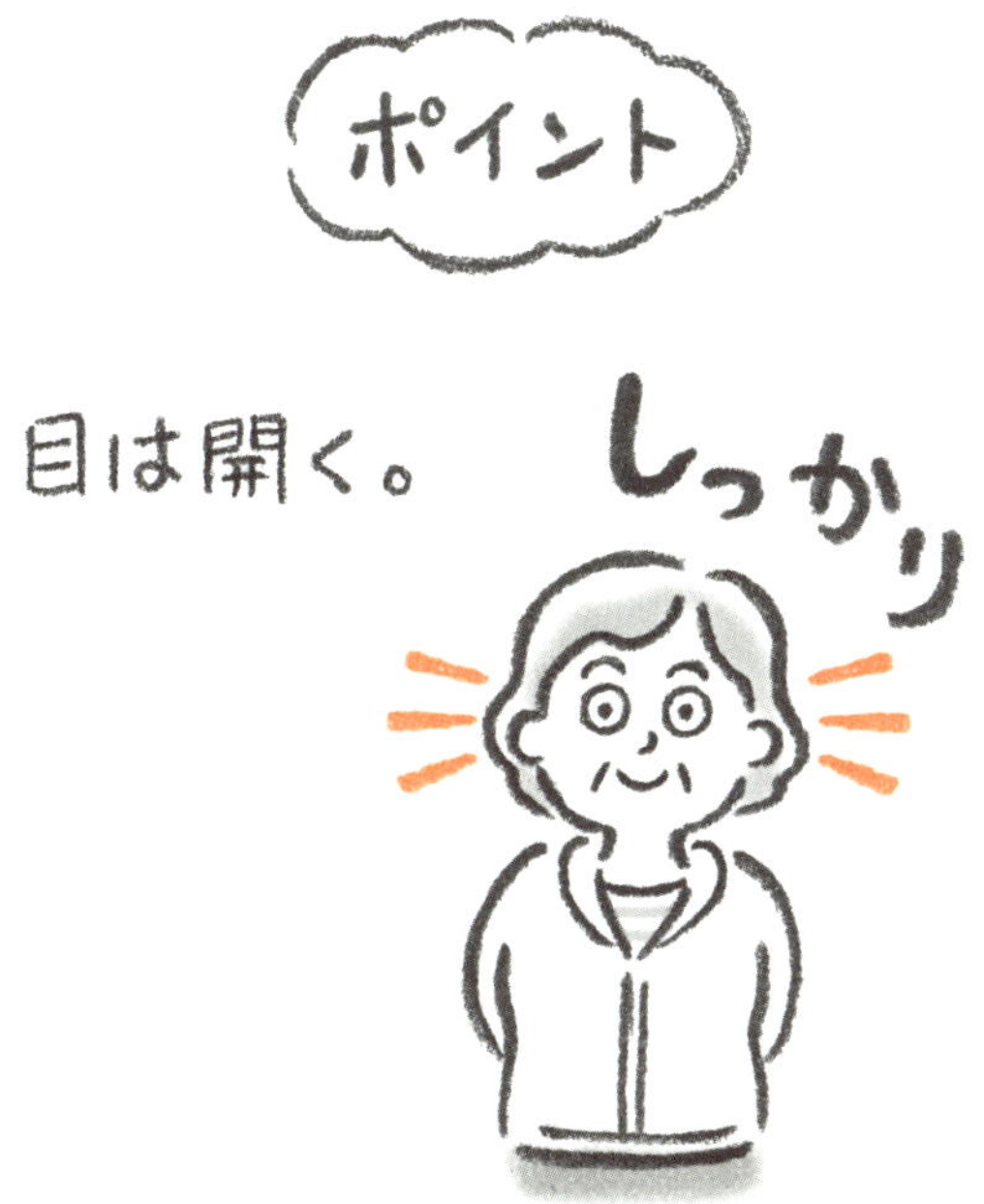
ポイント
目は開く。
しっかり

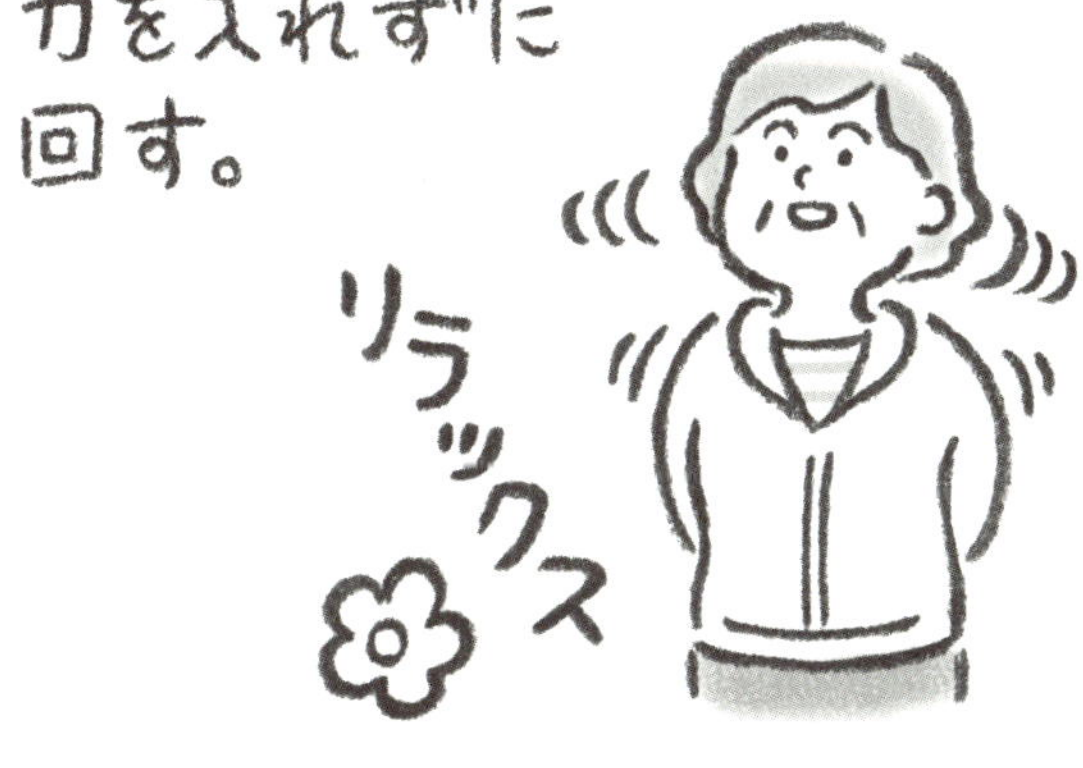
力を入れずに
回す。
リラックス

注意点

■目を閉じないようにしましょう。

効果

●**体の主な関節部分の血行を促進します。**

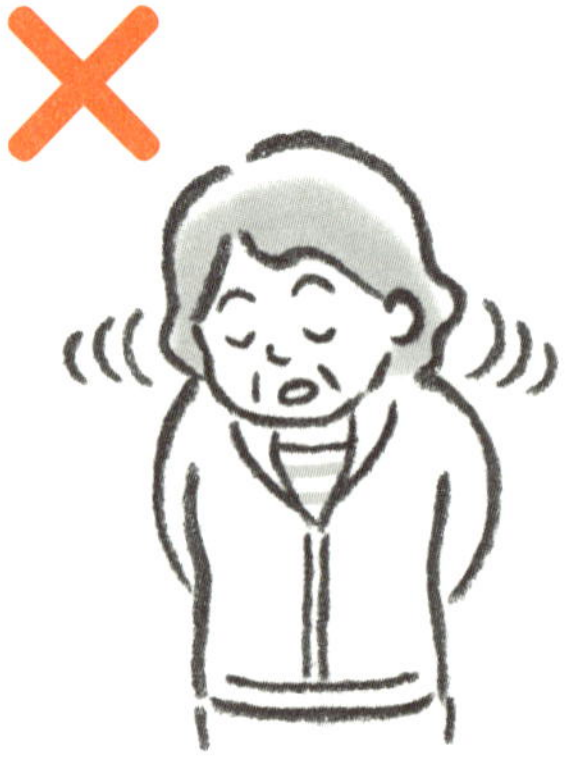

目を閉じる。

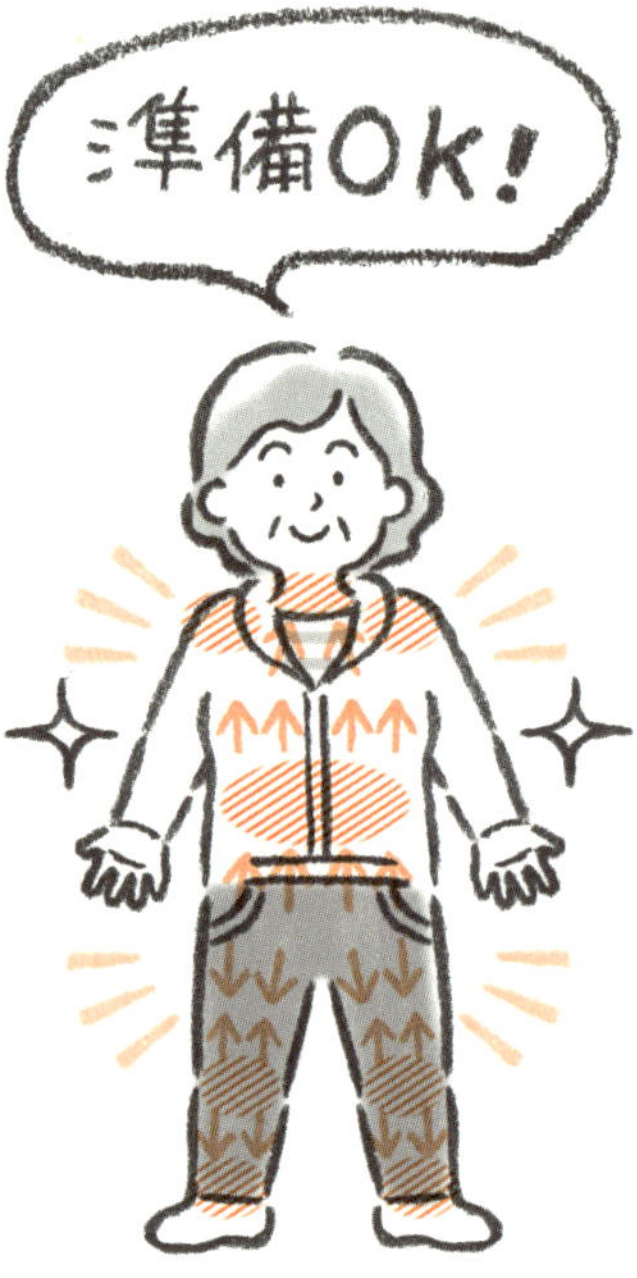

体の主要な関節部分の血行を促進。

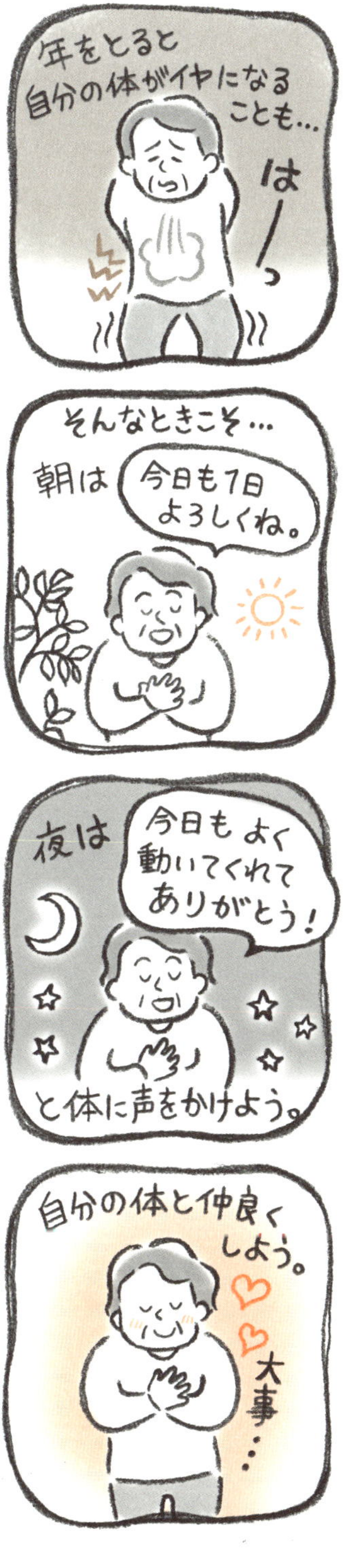
年をとると
自分の体がイヤになる
ことも…
はーっ
そんなときこそ…
朝は
今日も1日
よろしくね。
夜は
今日も よく
動いてくれて
ありがとう！
と体に声をかけよう。
自分の体と仲良く
しよう。
大事…

＊うんどう教室の効果＊

・調査期間：平成 27 年 5 月〜平成 28 年 3 月
・体力測定（※1）は、教室参加前（第 1 回目教室）と教室開始 1 年後に実施
・対象者は 101 人
・平均年齢は 73.3 歳

■実年齢と体力年齢の比較

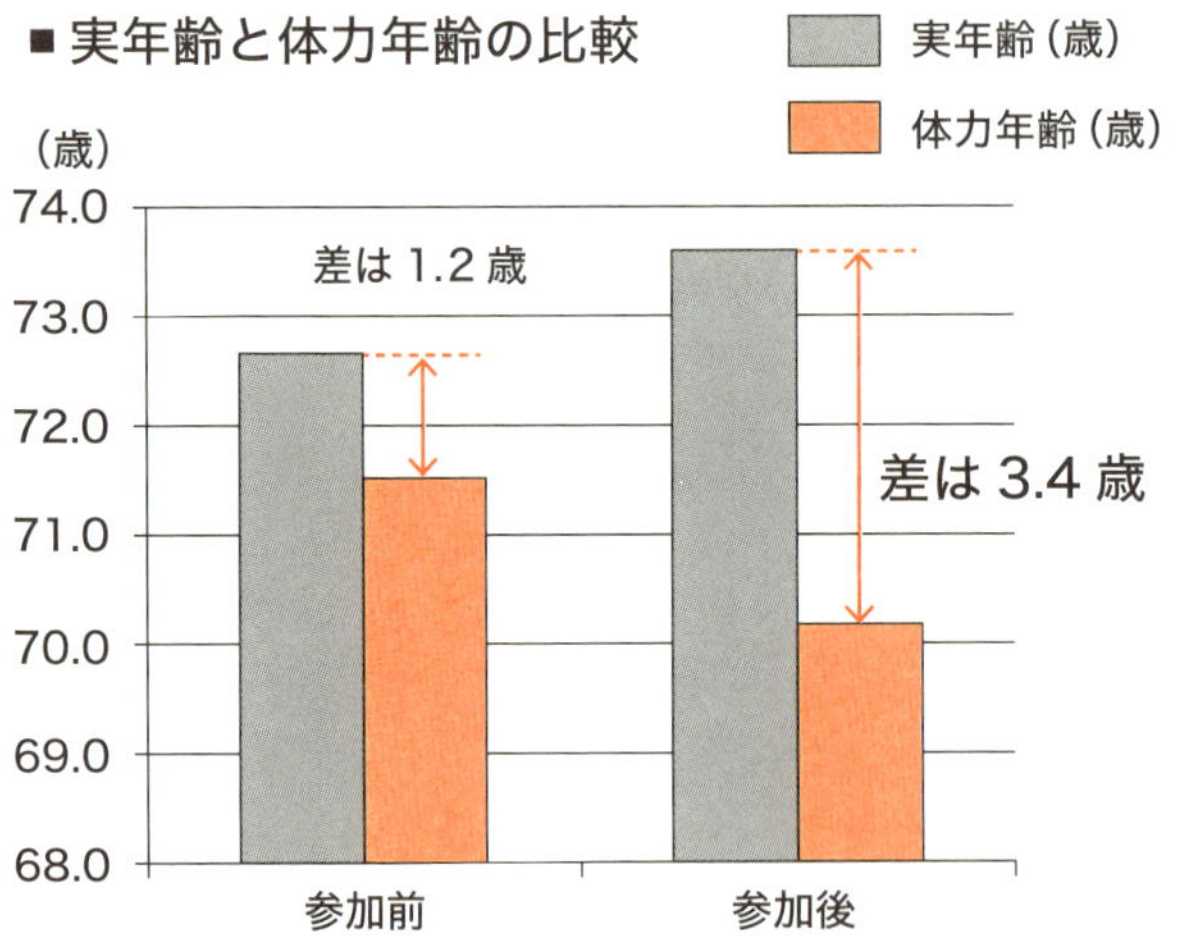

※1 うんどう教室における体力測定では、筑波大学大学院田中喜代次教授が研究をすすめている、高齢者の体力に特化した測定方法を用いて体力測定の測定数値から体力年齢を算出しています。測定種目は以下の6種となります。
①握力　②ファンクショナルリーチ　③8の字歩行　④連続立ち上がり動作　⑤連続上腕屈伸　⑥起立時間

3章

つまずかない
うんどう

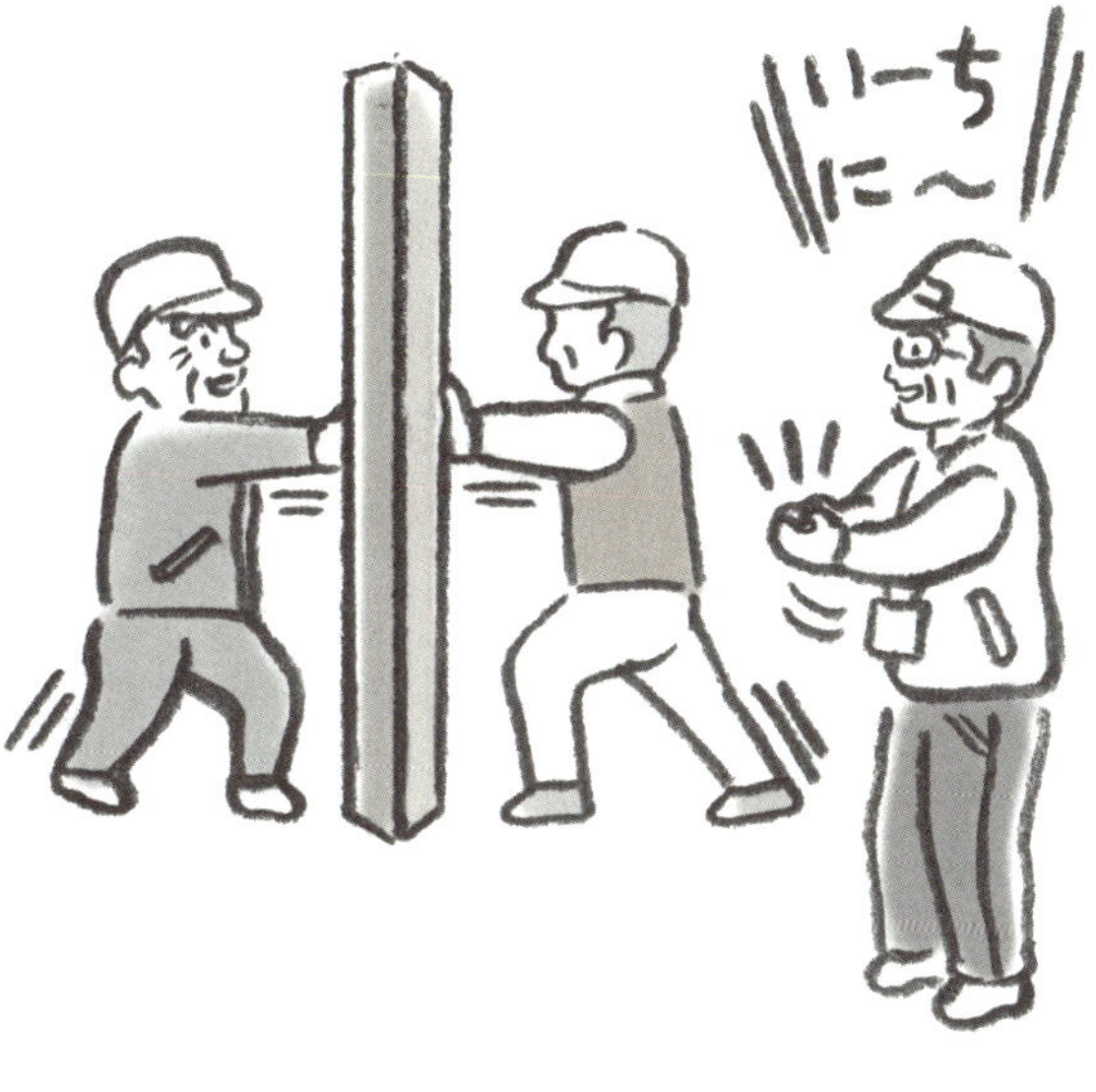

足の疲れをとり、つまずかないようにするためのうんどう。

転倒や骨折を防ぎ、寝たきり防止にも非常に役立つ、大切なうんどうです。

＊うんどう遊園以外での方法はＰ46で紹介しています。

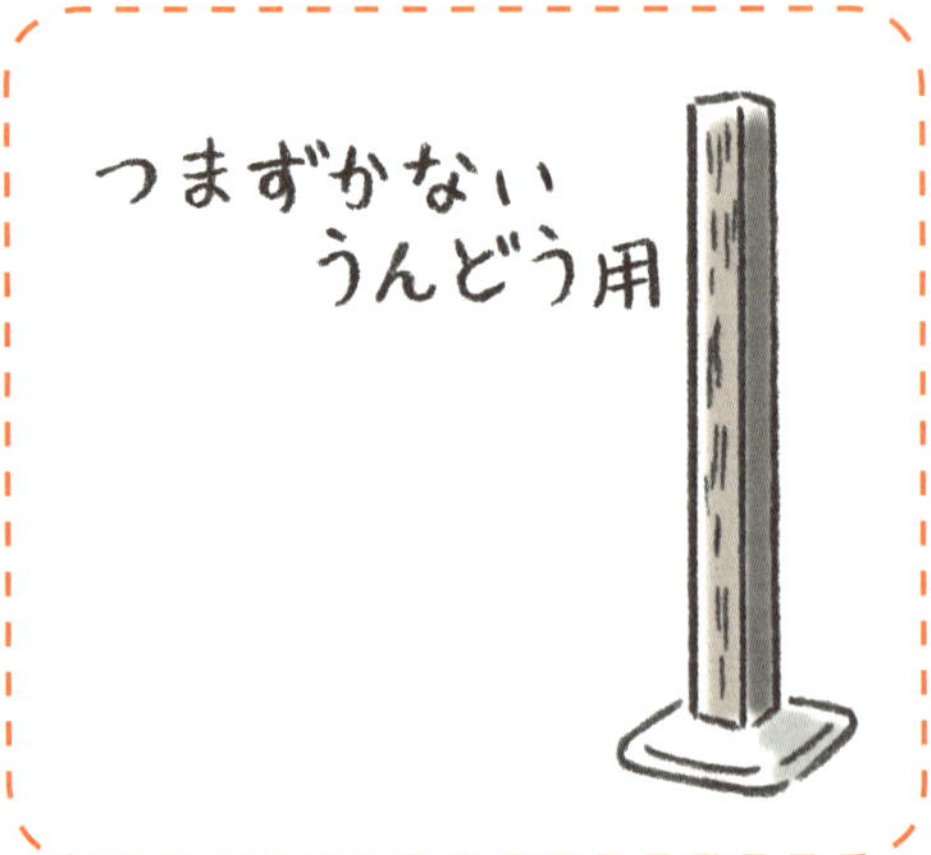

❶柱に向かって、足一足分をあけた場所に、両足を揃えて立ちます。

❷どちらか一方の足を、足二足分くらい真後ろに引きます。

ポイント

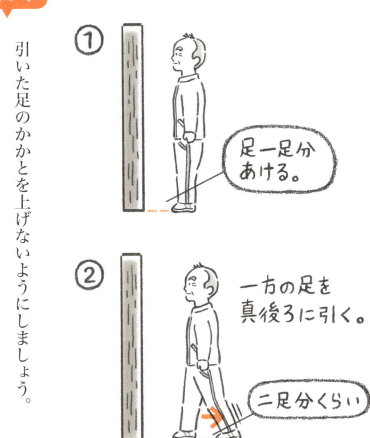

引いた足のかかとを上げないようにしましょう。
ひざを曲げないようにしましょう。

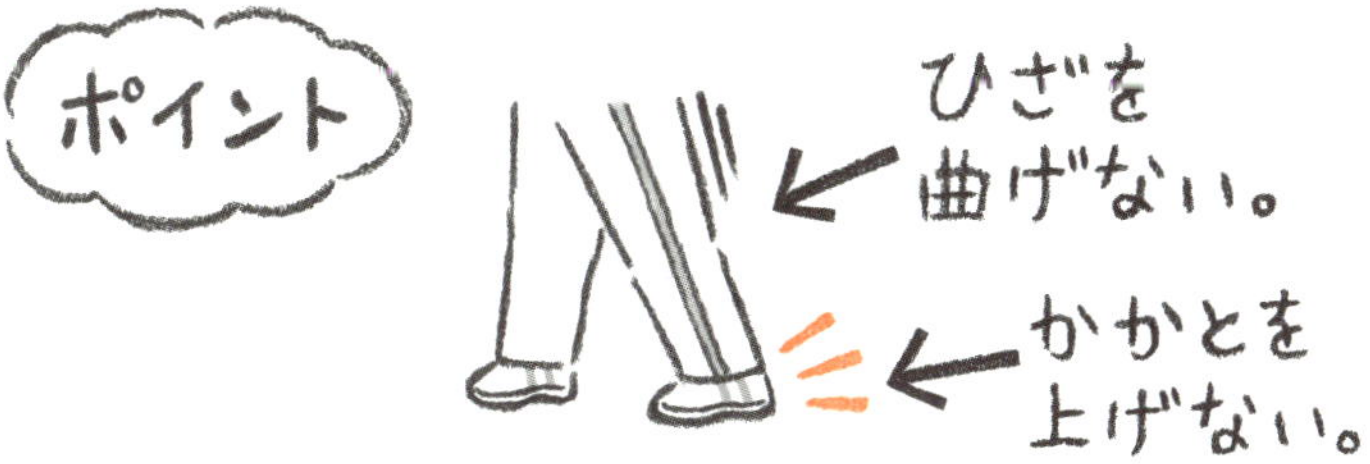

❸柱に手をつき、肩の高さぐらいに手をつき、ひじを伸ばします。

❹前のひざを曲げながら、おへそを柱に近づけるようにしていきます。

ポイント

肩の高さぐらいに手をつきます。

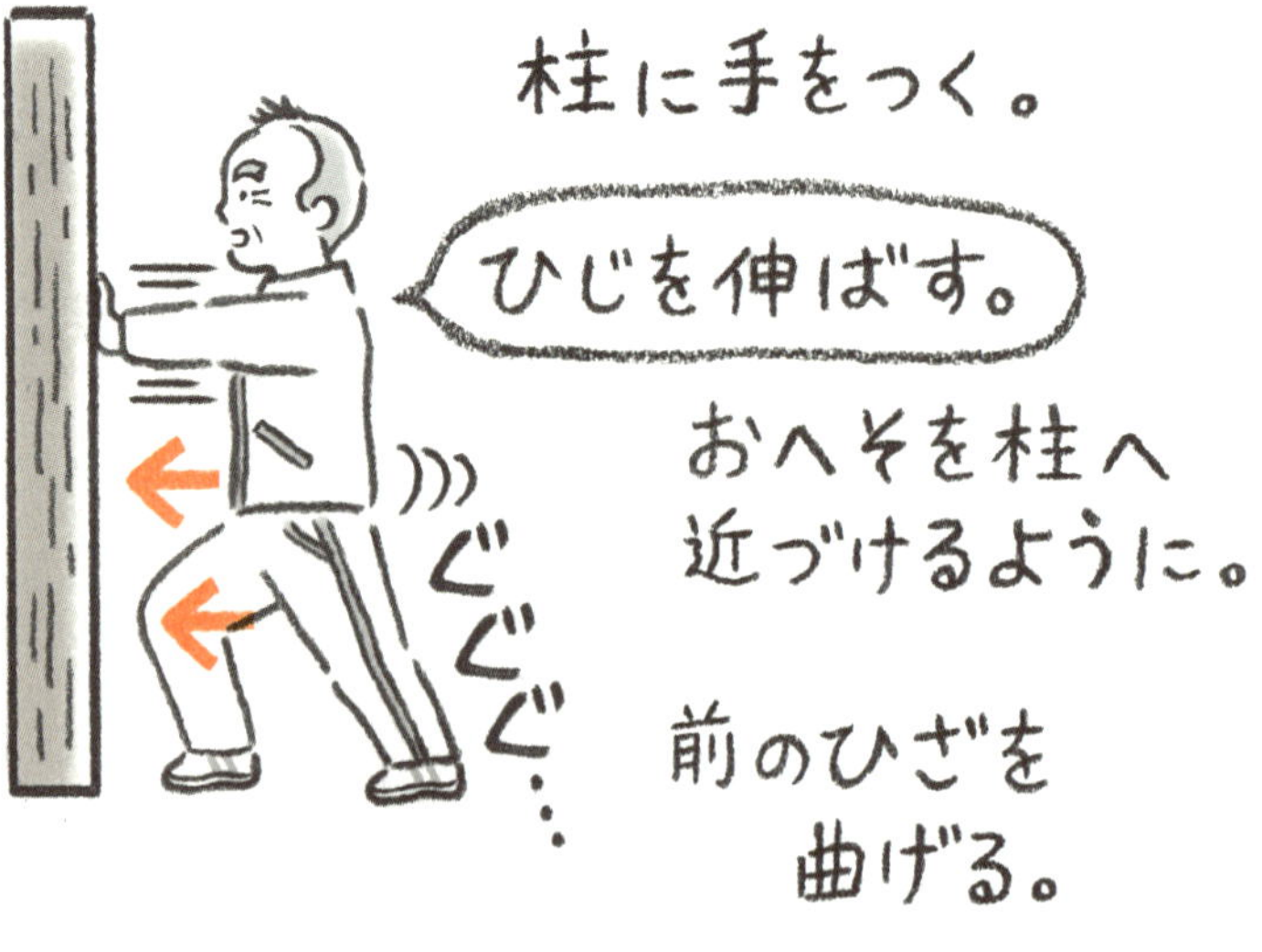

柱に手をつく。
ひじを伸ばす。
おへそを柱へ
近づけるように。
ぐぐぐ…
前のひざを
曲げる。

❺後ろのふくらはぎが張ってきたところで止めます。

❻最後にもう一度、ひじが伸びていることと、後ろ足のひざが伸びていることを確認してから、「10」数えます。

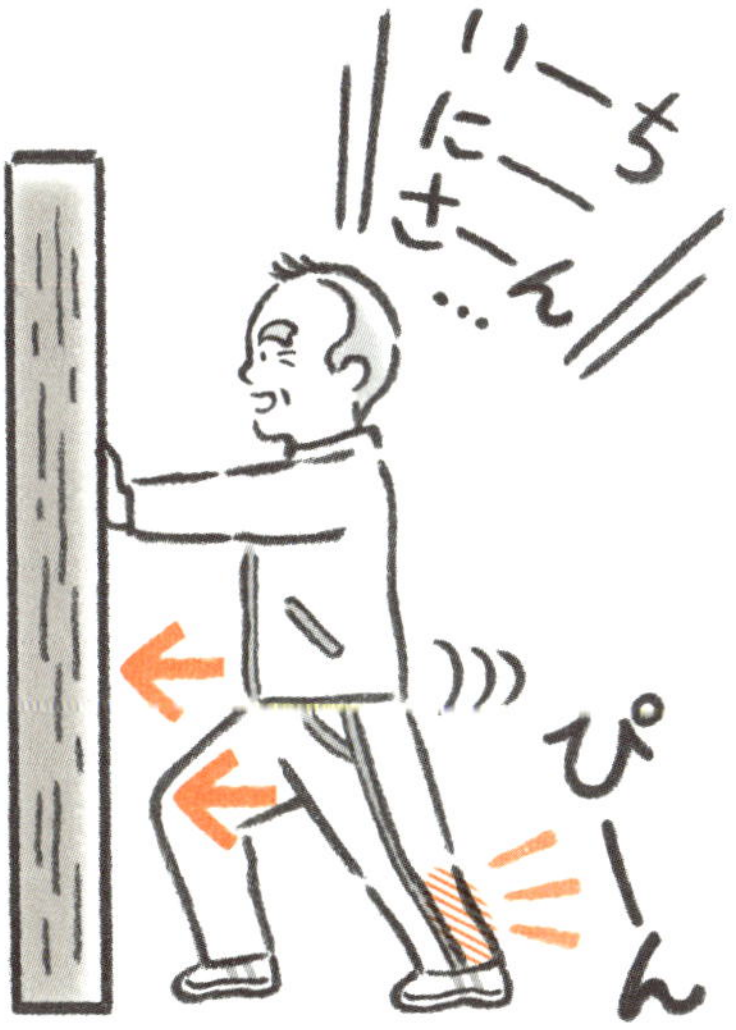
いーち
にーい
さーん…
ぴーん

後ろのふくらはぎが張ったところで止める。

❼反対の足も同じように行ないます。

ポイント

後ろのひざを伸ばし、かかとを地面につけ、おへそを柱へ近づけることを意識しましょう。

❽再び両足を揃えて立ち、最後に、柱に手をつき、ひざを高く持ち上げ足踏みを5回行ないます。

ポイント

1〜8までが1セットです。3セット行ないましょう。

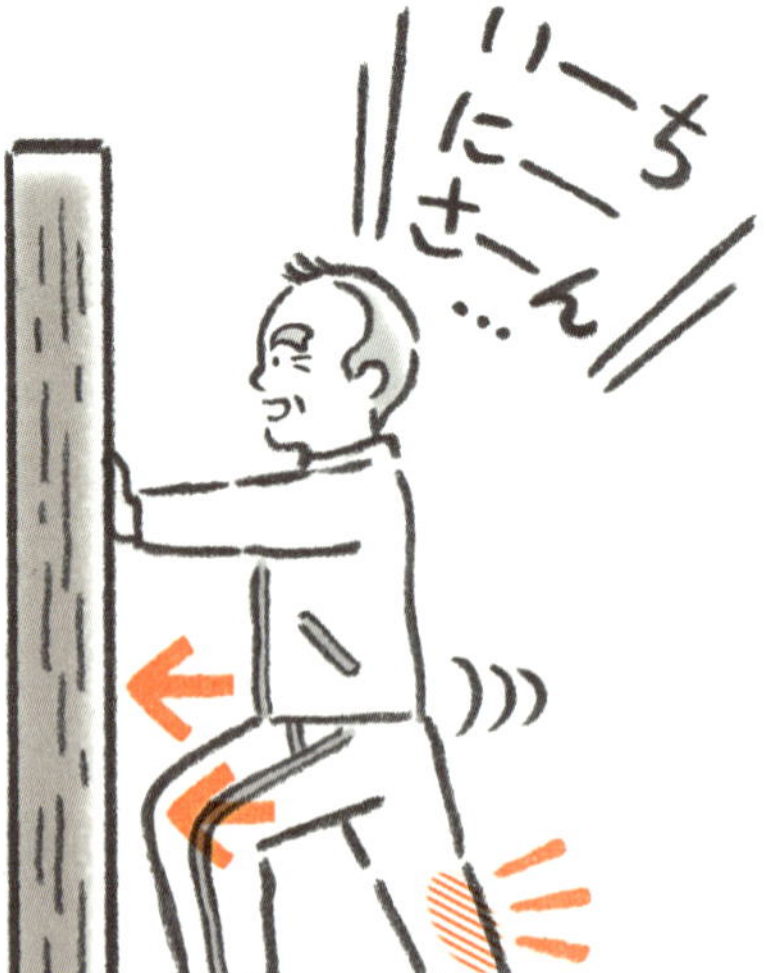
いーち
にーい
さーん…
反対も。

口で大きく息を吸ったり吐いたりします。息を止めないようにしましょう。

注意点

■反動をつけないようにします。反動をつけると腰を痛めることがあります。

■後ろ足のひざが曲がっていたり、かかとが上がっていたり、ひじが曲がっていたりすると、効果が半減することがあります。

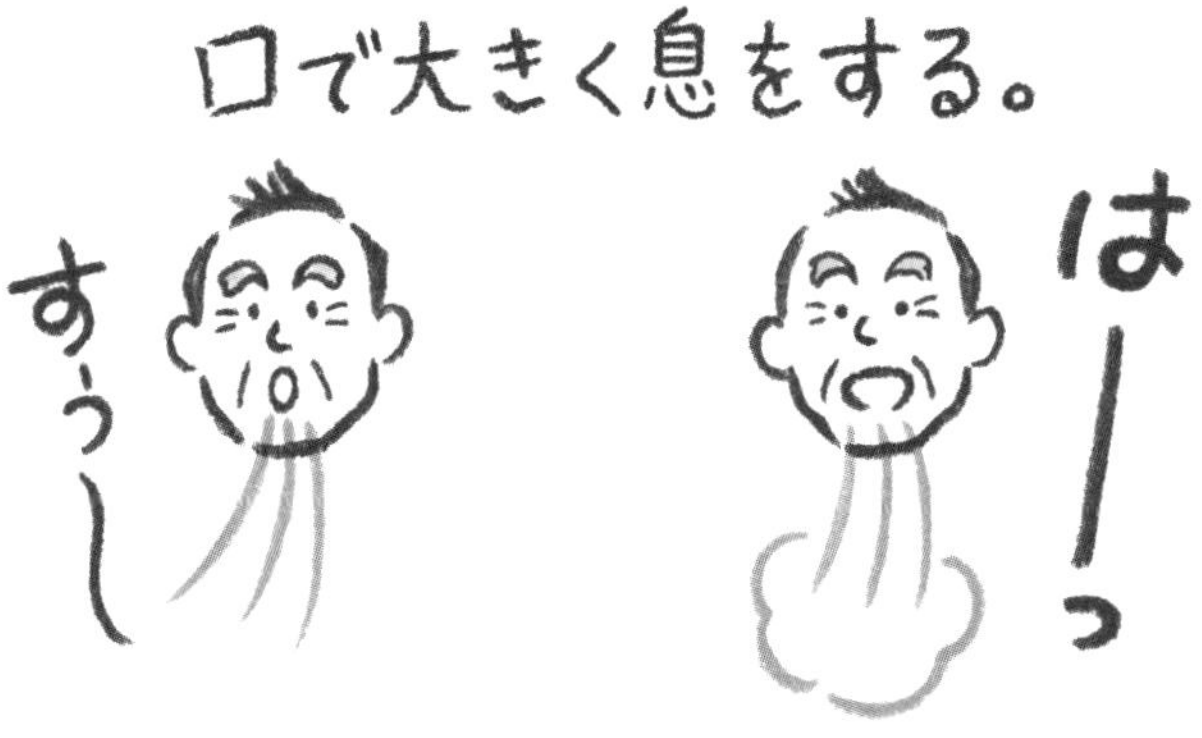
口で大きく息をする。
すぅー
はーっ

目的

《ふくらはぎとアキレス腱のストレッチ》

ふくらはぎの疲れがとれ、歩くときに足が軽く、ラクに上げられるようになります。

《足首の可動域の拡大》

足首が柔らかくなることで、歩行の着地の際、つま先が上を向きかかとが上がるようになります。

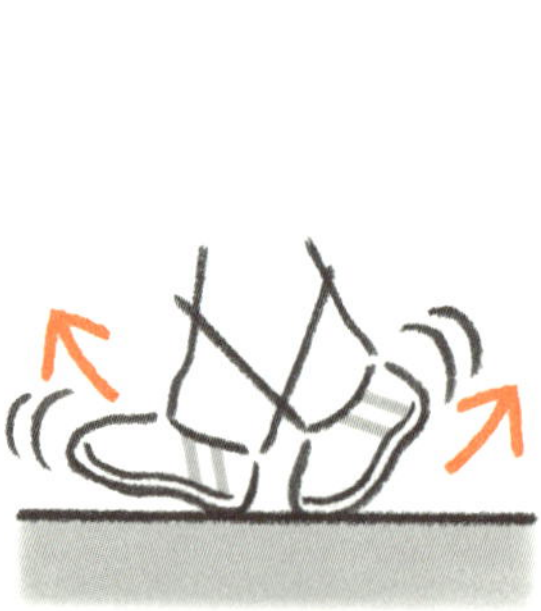
足首が
柔らかくなる。

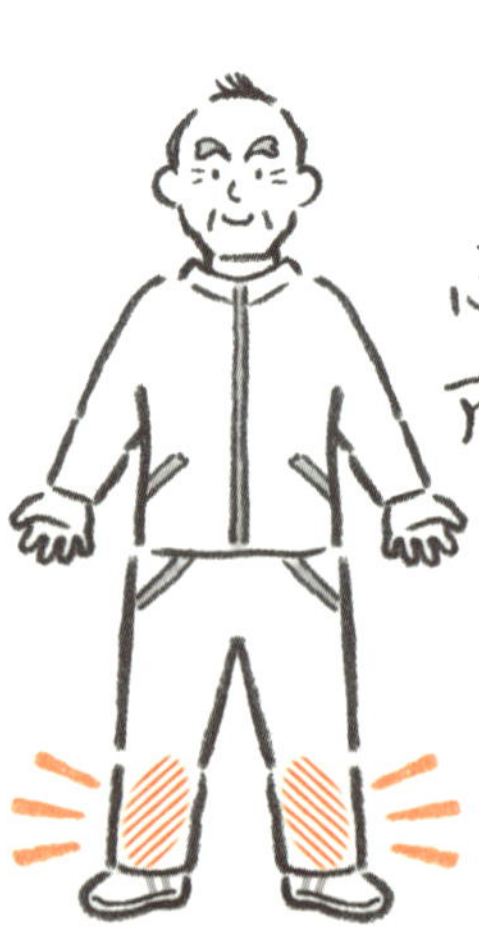
ふくらはぎと
アキレス腱の伸展

《股関節の可動域拡大》

股関節が柔らかくなることで、歩幅が広くなります。

効果

● **すり足歩行になるのを防ぎ、つまずき・転倒を予防します。**

〈こんなときにオススメです〉

□足（ふくらはぎ）の疲れを感じる。
□ふくらはぎがつる。
□小さな石や段差につまずくことがある。

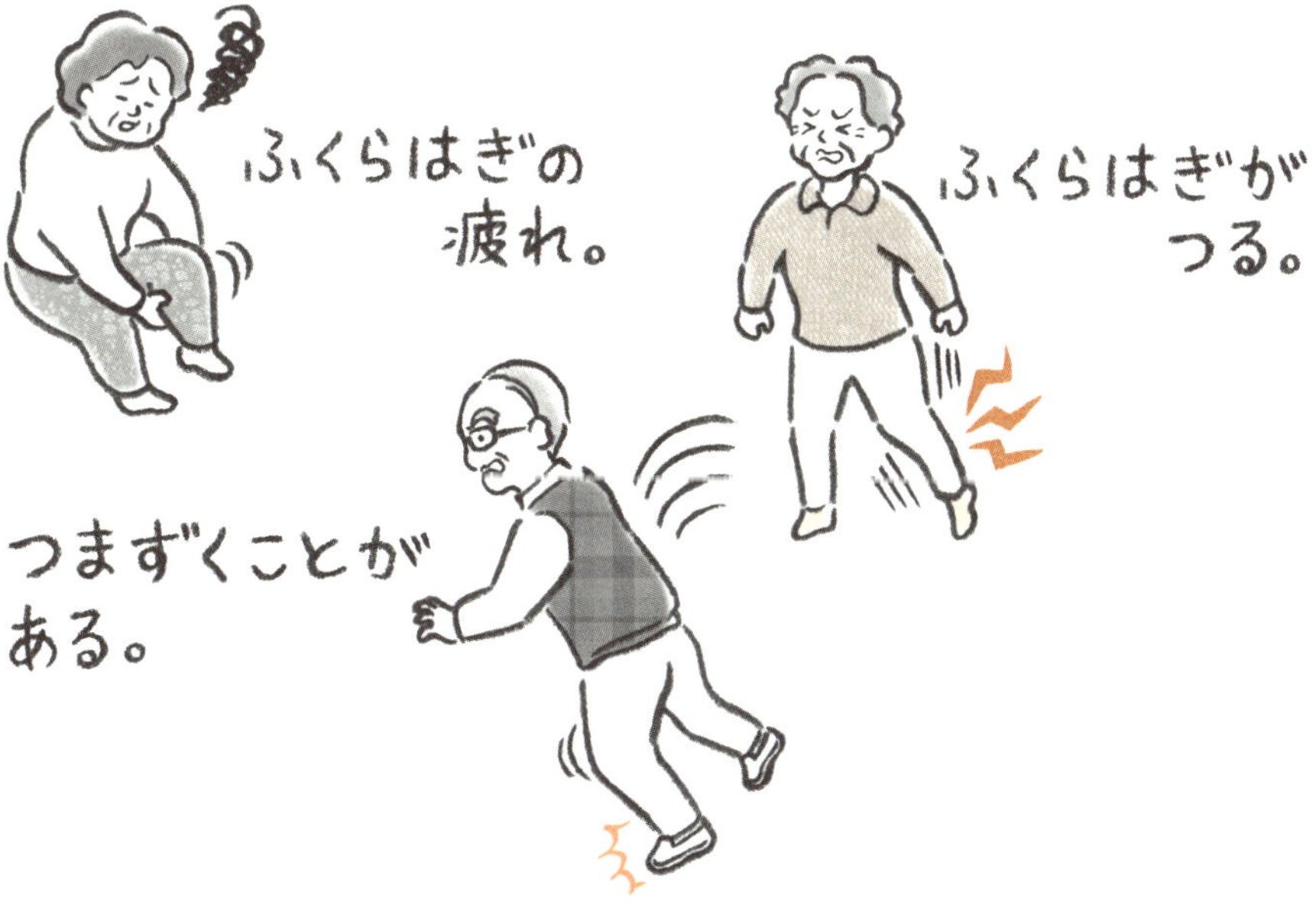
ふくらはぎの疲れ。
ふくらはぎがつる。
つまずくことがある。

〈うんどう遊園以外での方法〉

＊壁や柱を利用します。

❶壁や柱に向かって、足一足分をあけ、両足を揃えて立ちます。

❷どちらか一方の足を、二足分ぐらい真後ろに引きます。

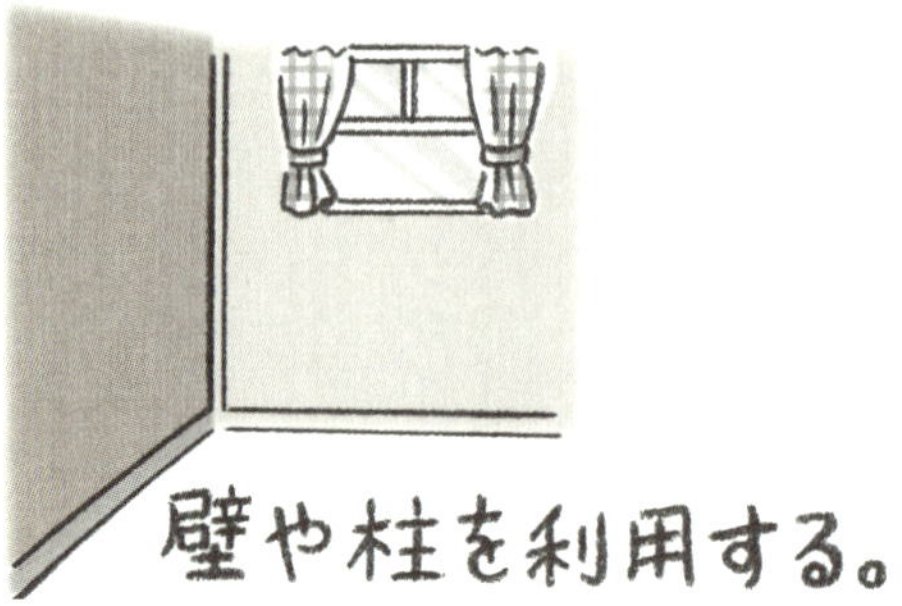
壁や柱を利用する。

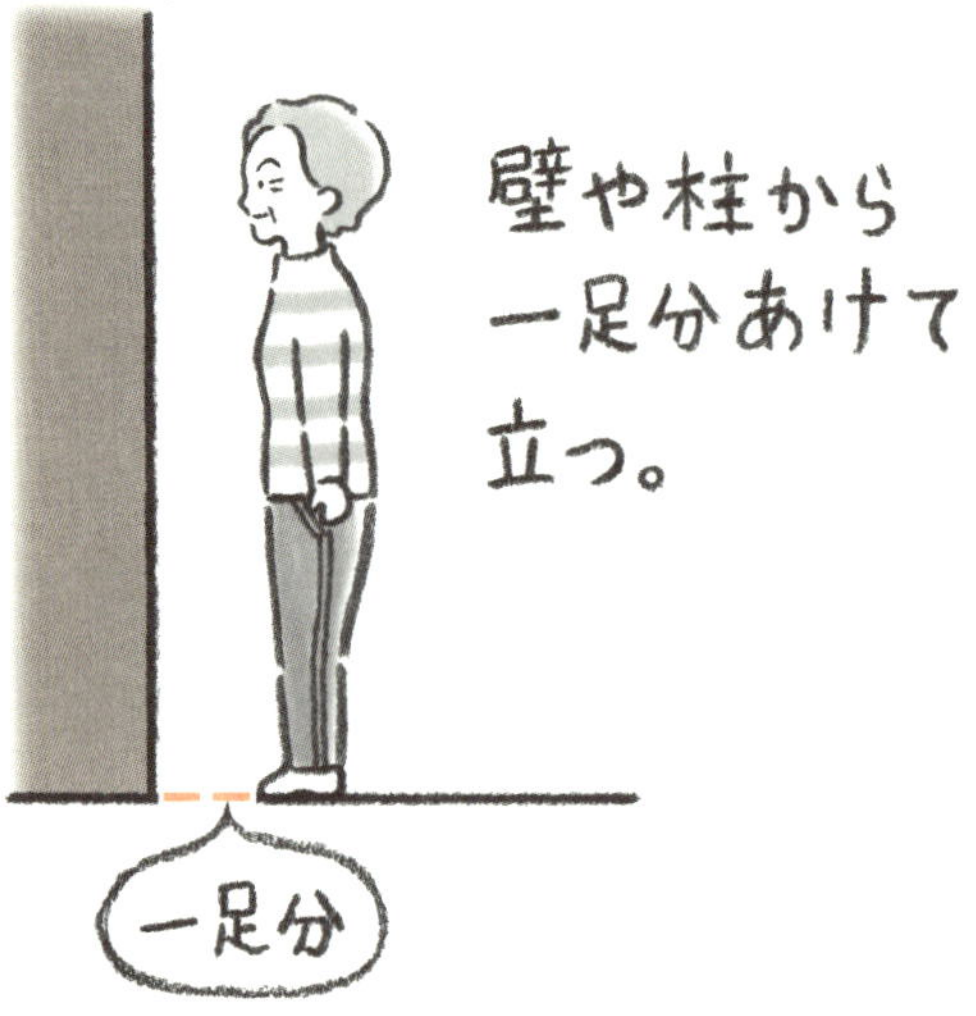
壁や柱から
一足分あけて
立つ。
一足分

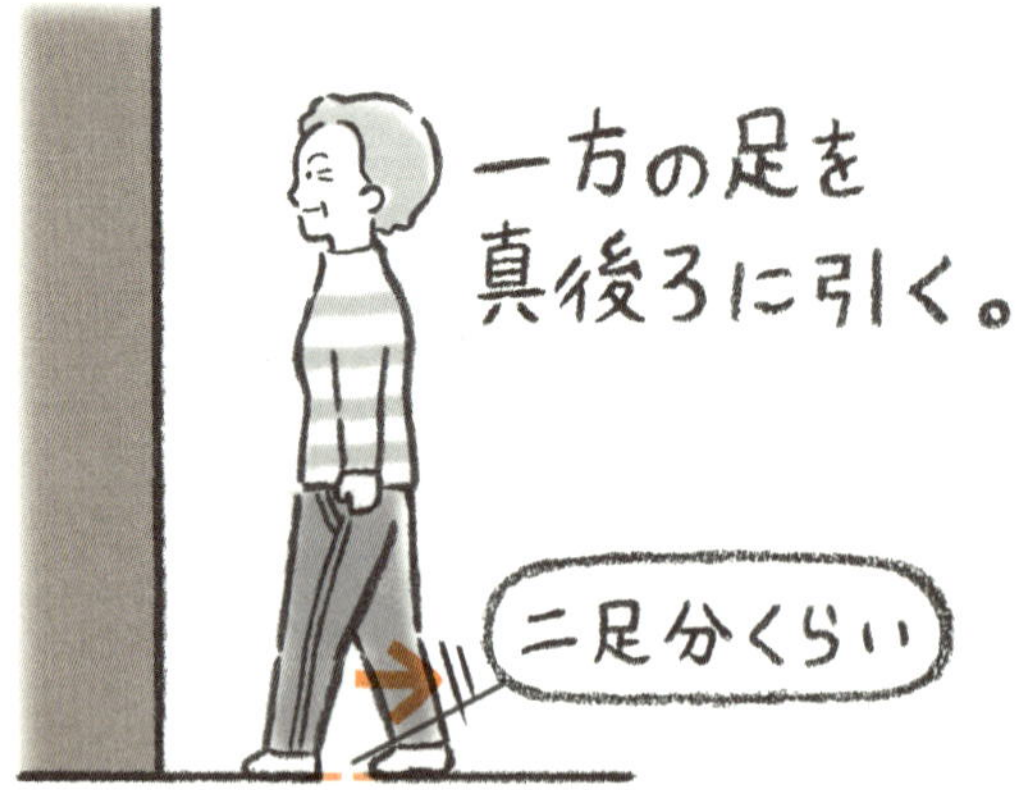
一方の足を
真後ろに引く。
二足分くらい

❸壁や柱に肩の高さぐらいに手をつき、ひじを伸ばし、前のひざを曲げながら、おへそを壁や柱に近づけるようにしていきます。

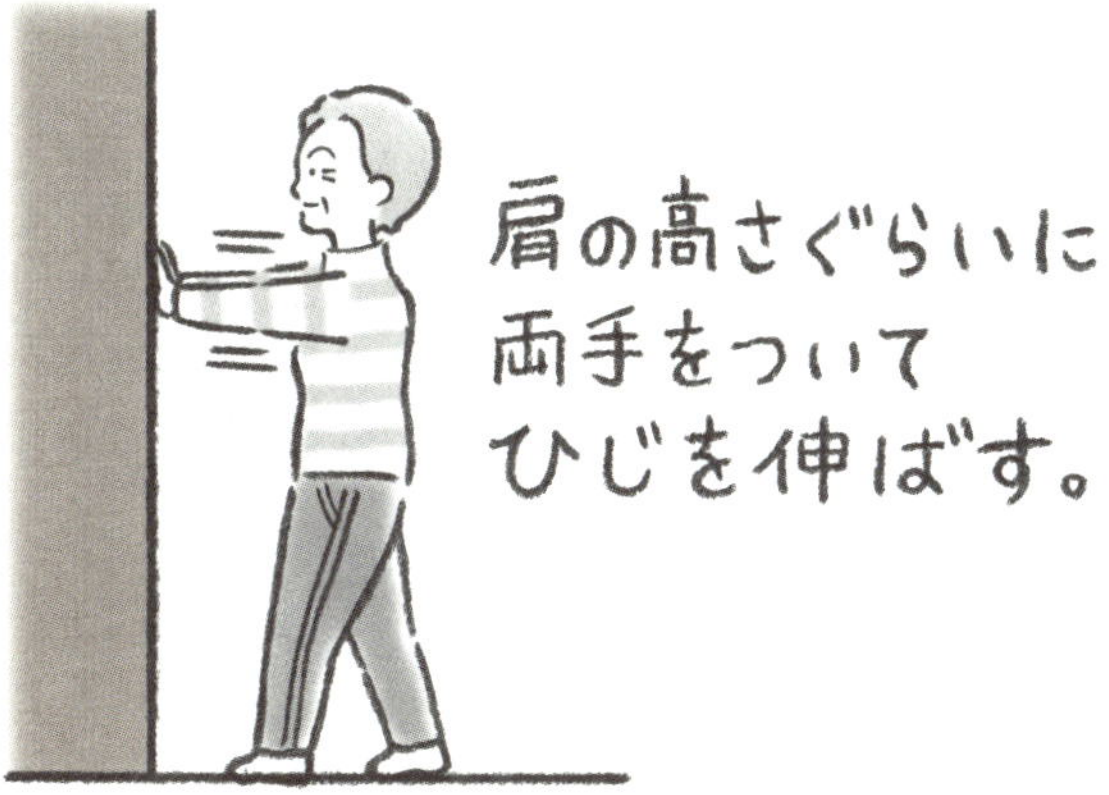
肩の高さぐらいに
両手をついて
ひじを伸ばす。

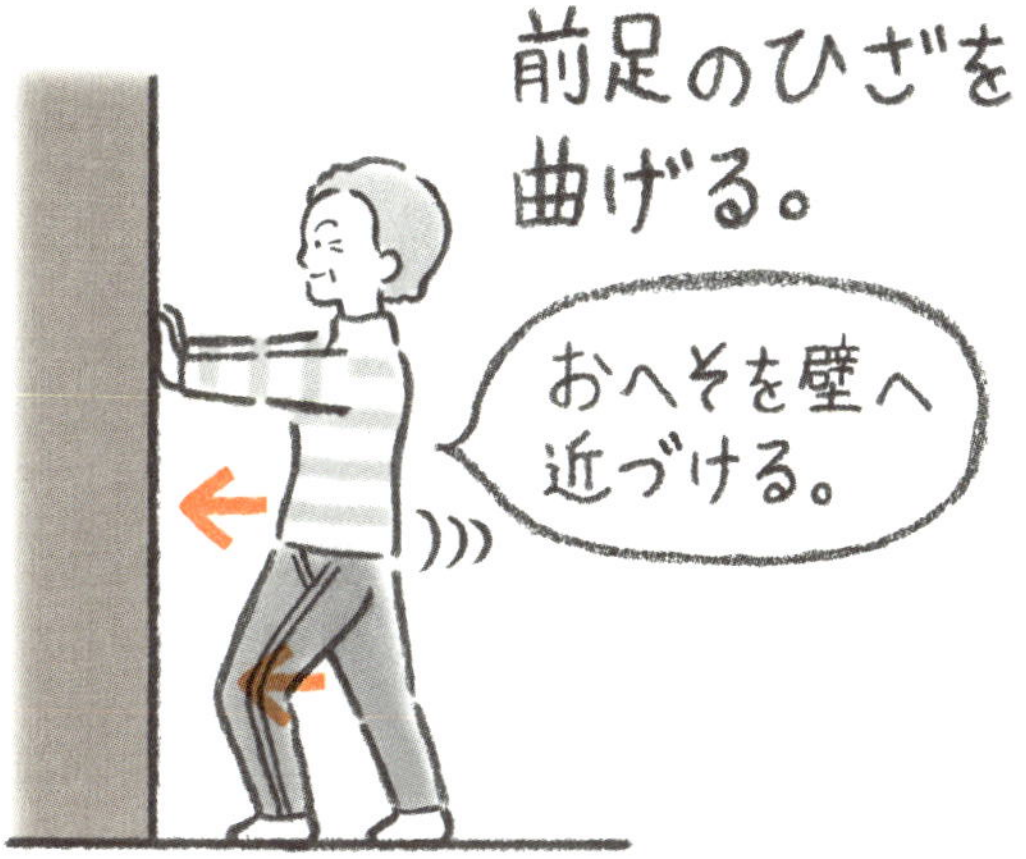
前足のひざを
曲げる。
おへそを壁へ
近づける。

ポイント

息は止めない。
口で大きく息を
吸ったり吐いたりする。

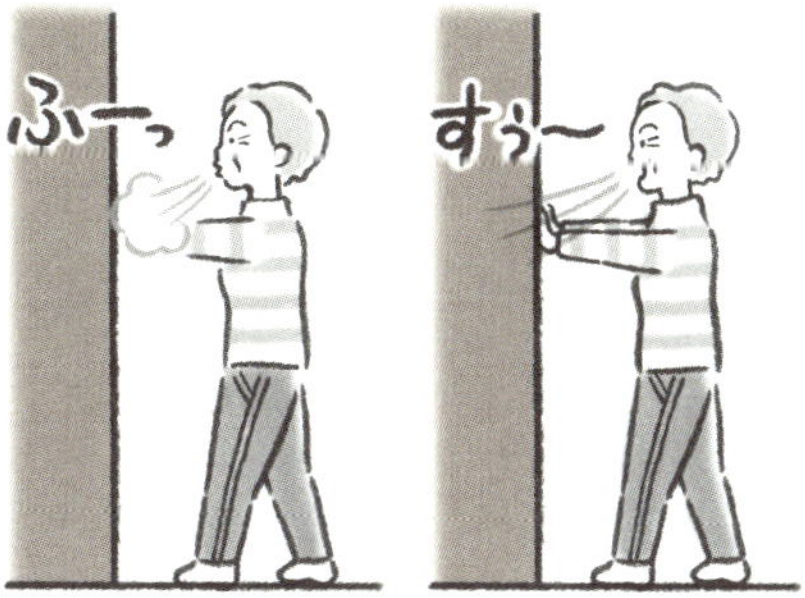
ふーっ
すぅ～

❹後ろのふくらはぎが張ってきたところで止め、最後にもう一度、ひじが伸びていることと、後ろ足のひざが伸びていることを確認してから、「10」数えます。

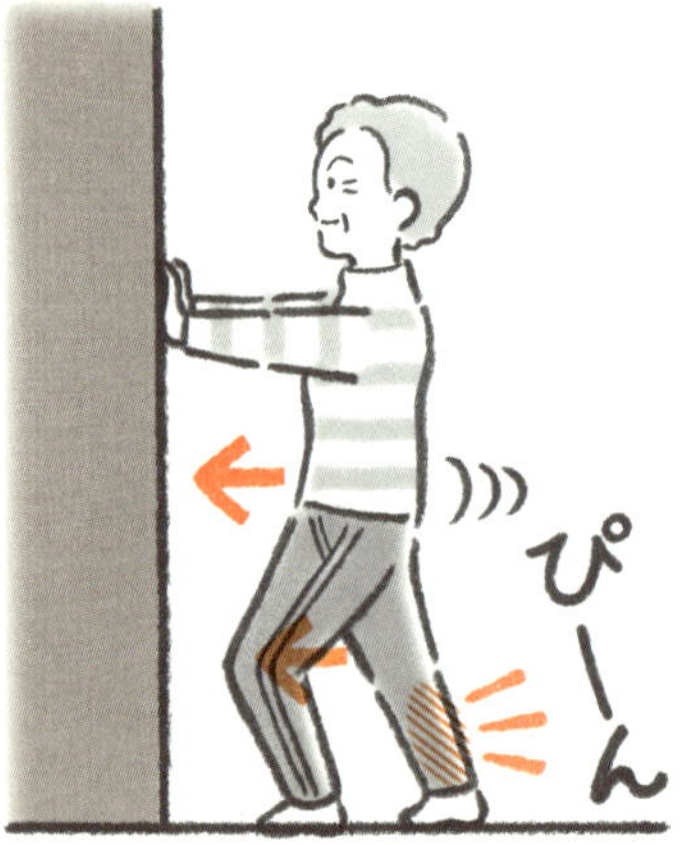
ぴーん

後ろ足のふくらはぎが張ってきたところで止める。

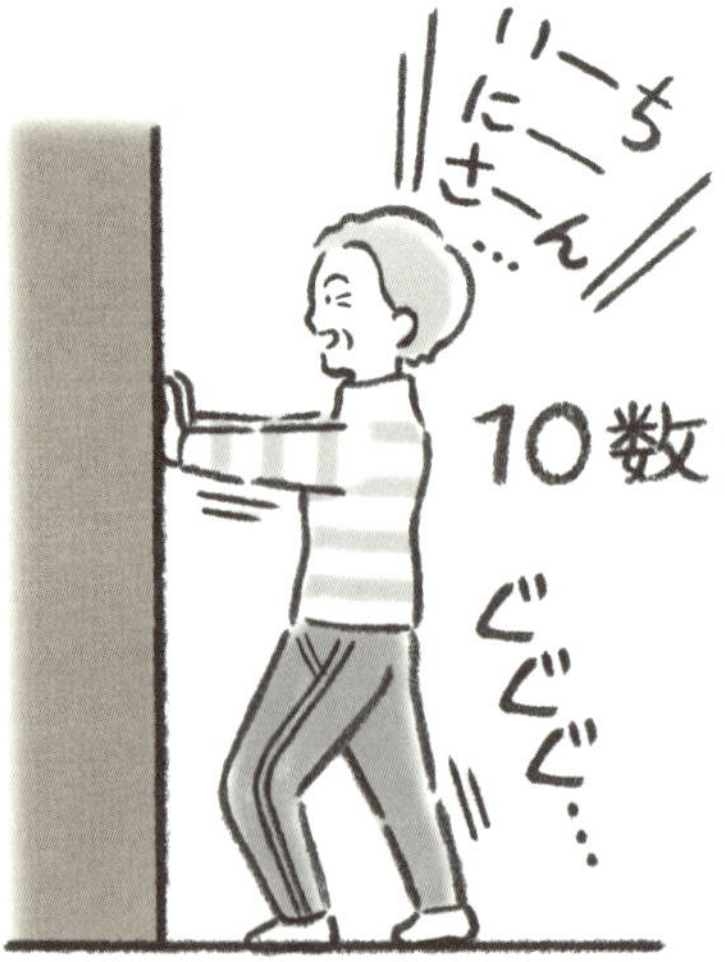
いーち
にーい
さーん…
ぐぐぐ…

10数える。

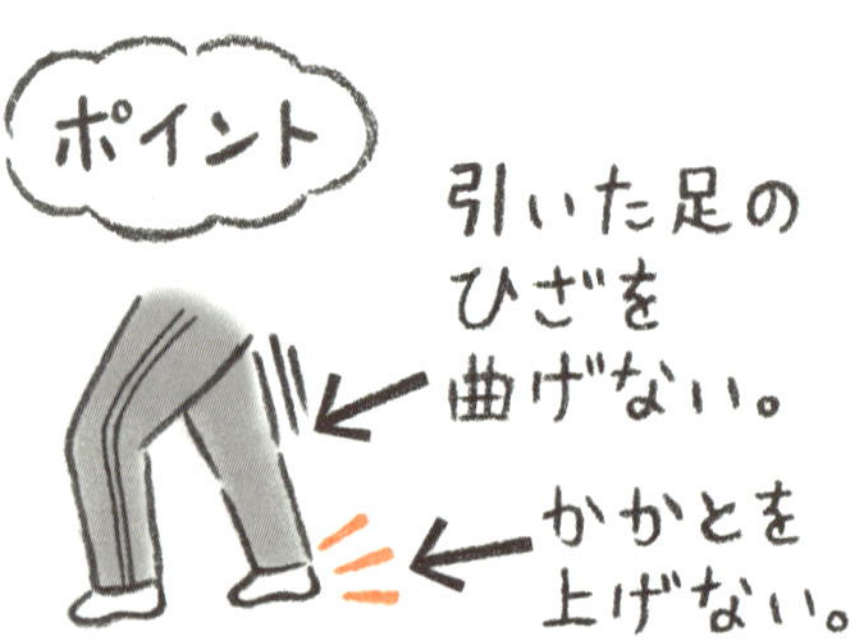
ポイント
引いた足のひざを曲げない。
かかとを上げない。

❺反対の足も同じように行ないます。

❻再び両足を揃えて立ち、最後に壁や柱に手をつき、ひざを高く持ち上げ足踏みを5回行ないます。

1〜6までを3セット行ないましょう。

ポイント
ひじを伸ばす。
後ろ足のひざを伸ばす。

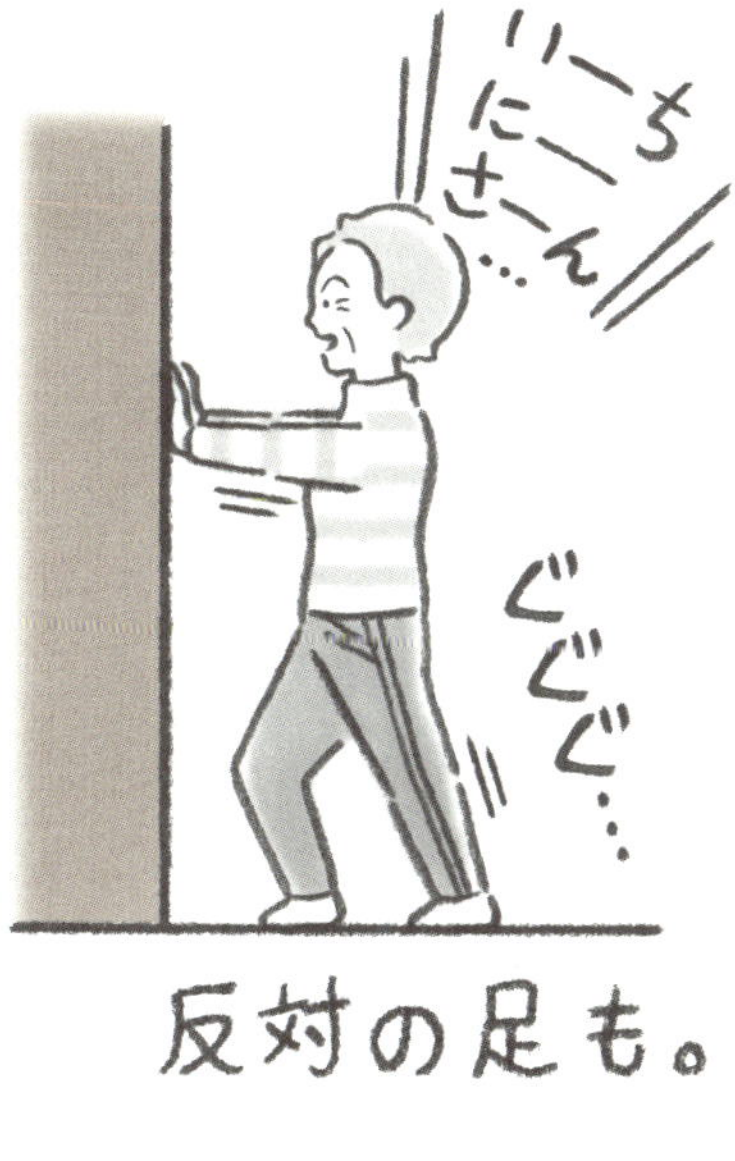
いーち
にー
さーん…
ぐぐぐ…
反対の足も。

注意点

■反動をつけないようにしましょう。

■ひじと後ろ足のひざは曲げない。

かかとが地面から上がらないようにしましょう。

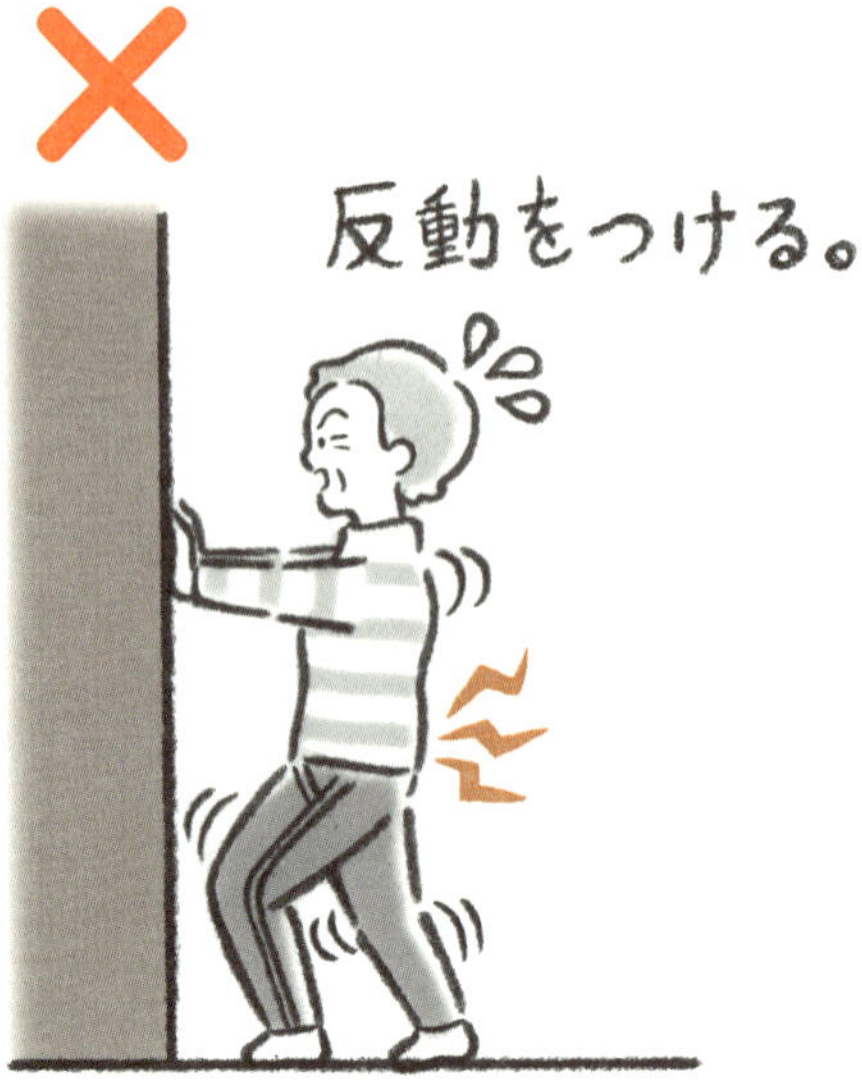
×
反動をつける。

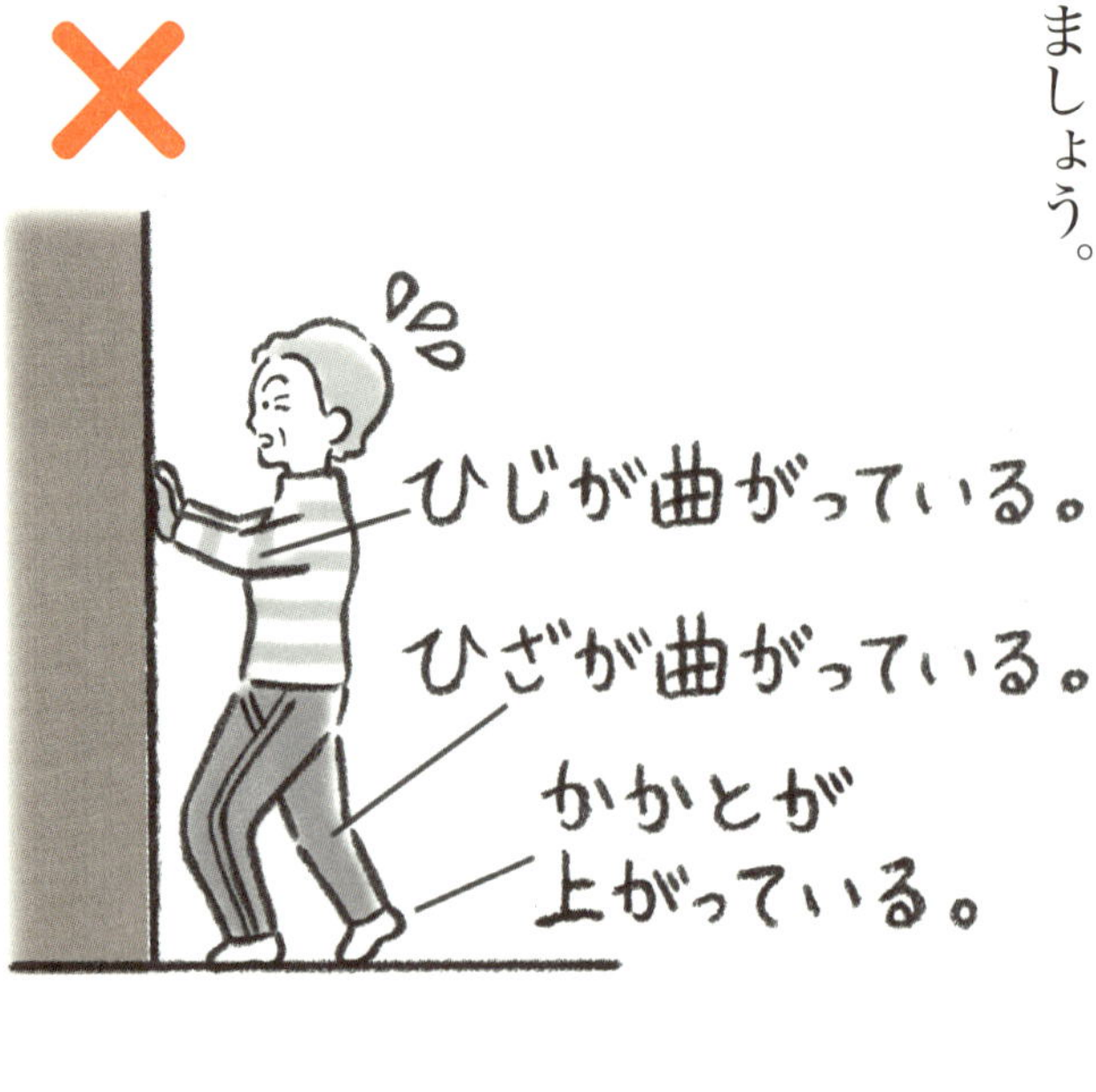
×
ひじが曲がっている。
ひざが曲がっている。
かかとが
上がっている。

〈こんなときに行なってみましょう〉

◎外出する前と帰宅した後（動く前と動いた後）。
◎お風呂上がりや寝る前など、
自宅でも気軽にできるうんどうです。

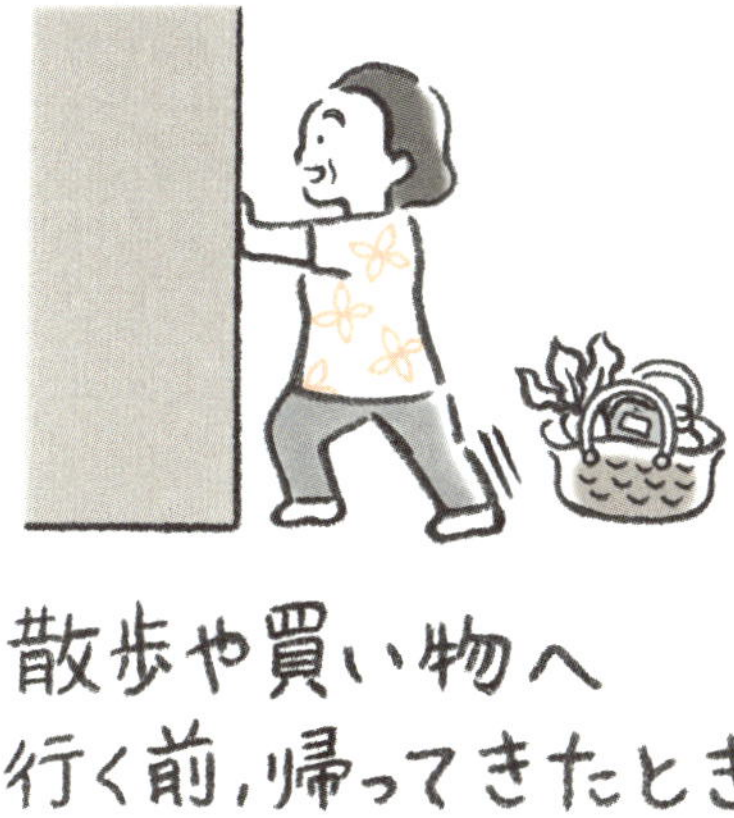
散歩や買い物へ
行く前，帰ってきたとき。

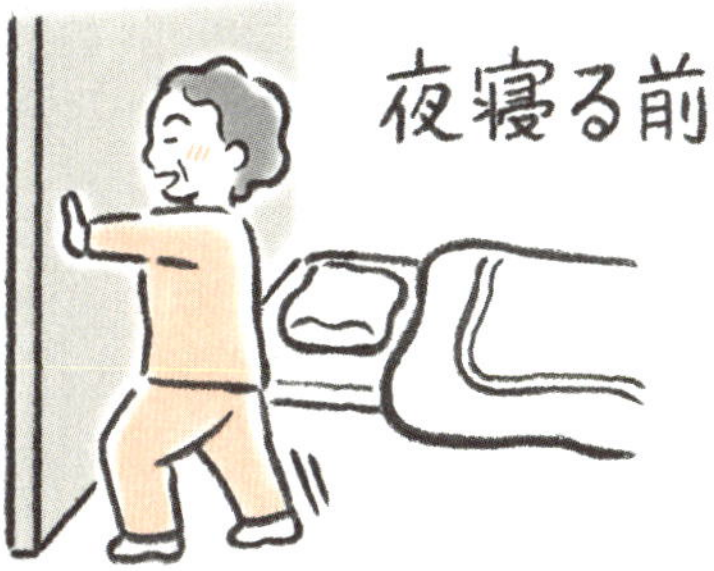
夜寝る前

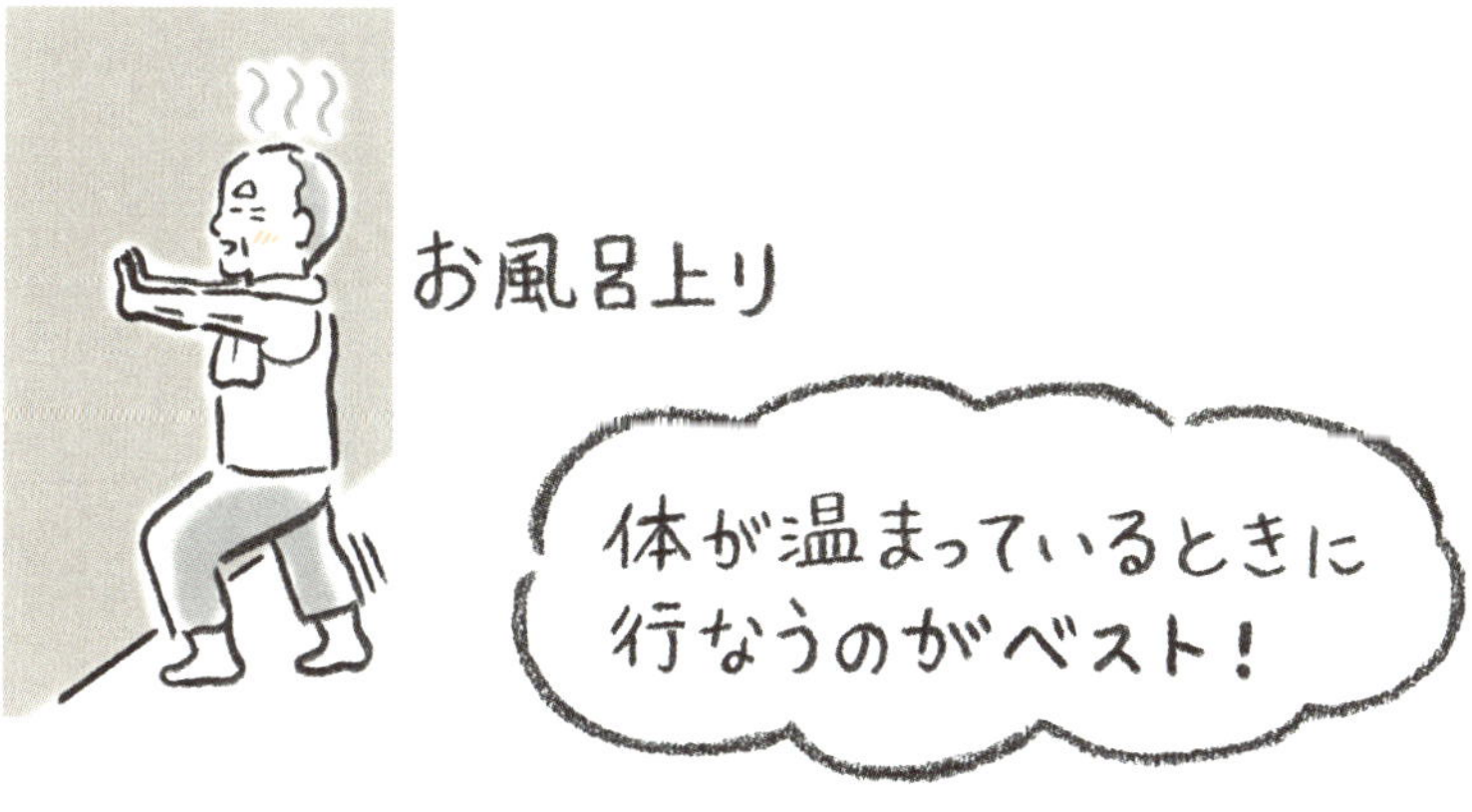
お風呂上り
体が温まっているときに
行なうのがベスト！

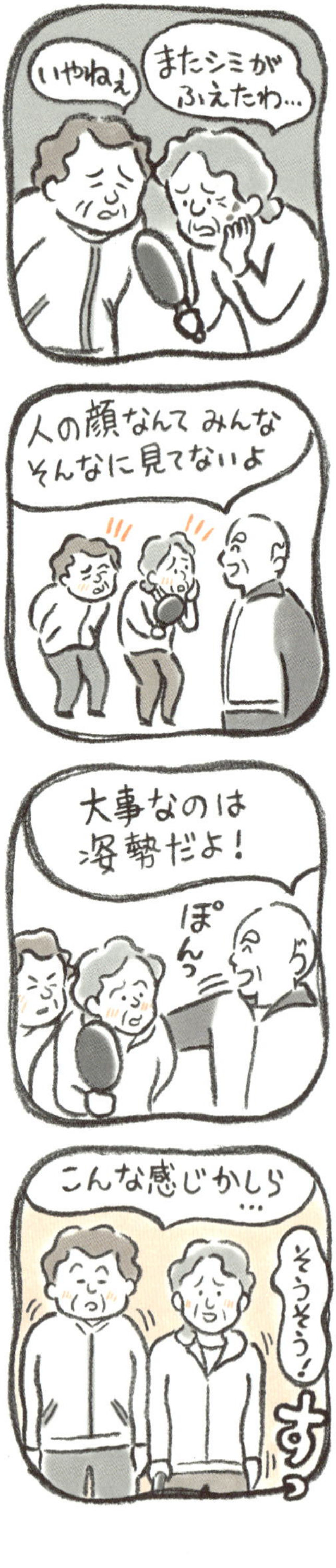
またシミがふえたわ…
いやねぇ
人の顔なんて みんなそんなに見てないよ
大事なのは姿勢だよ！
ぽんっ
こんな感じかしら…
そうそう！
すっ

4章

かいだん
うんどう

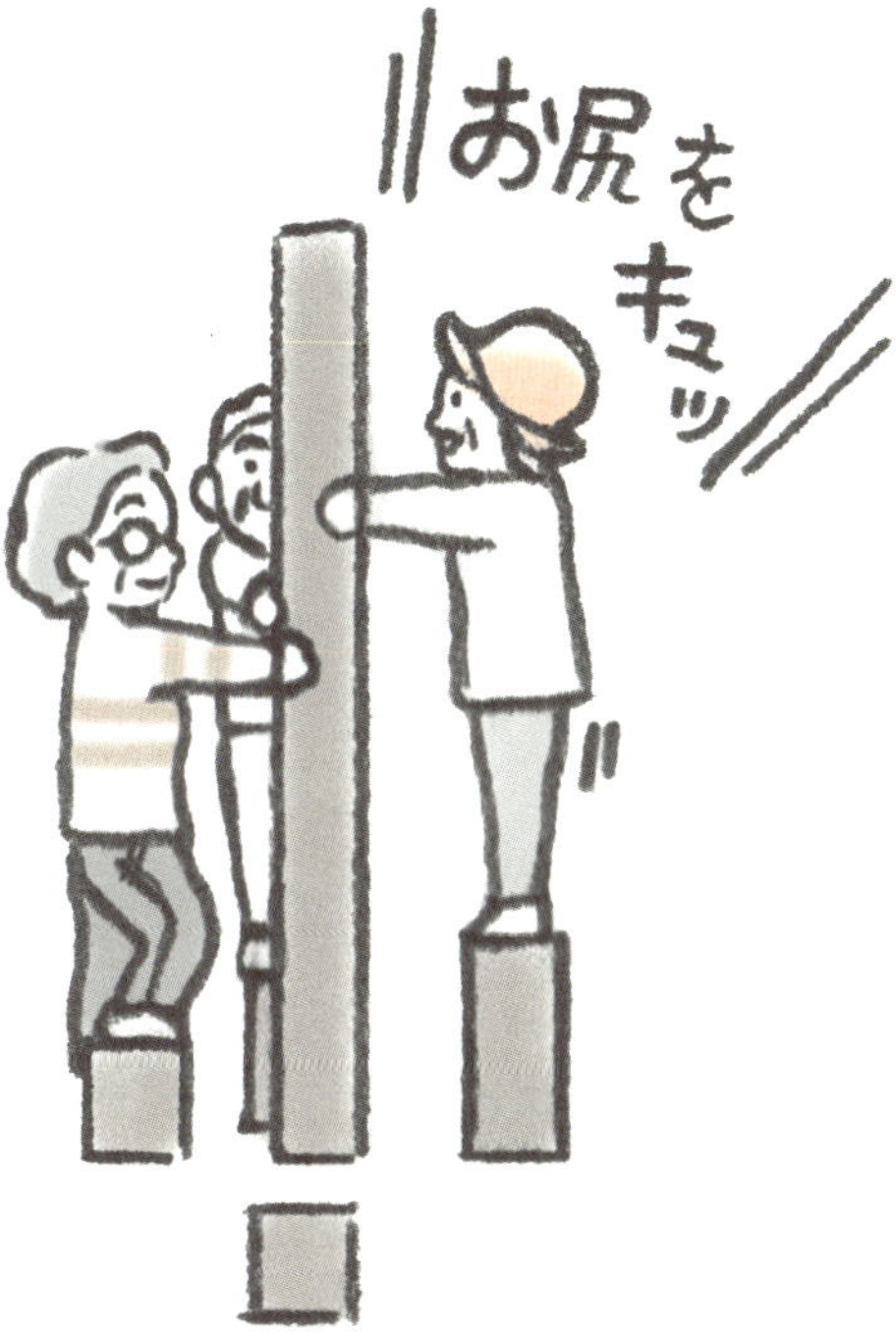

階段の上り下りなど、上下の動作をスムーズにするためのうんどうです。

太ももの筋肉は平坦な場所を歩いているだけでは、ほとんど使われません。「かいだんうんどう」によって太ももを刺激し、筋力を有効に使えるようになります。

＊うんどう遊園以外での方法はＰ62で紹介しています。

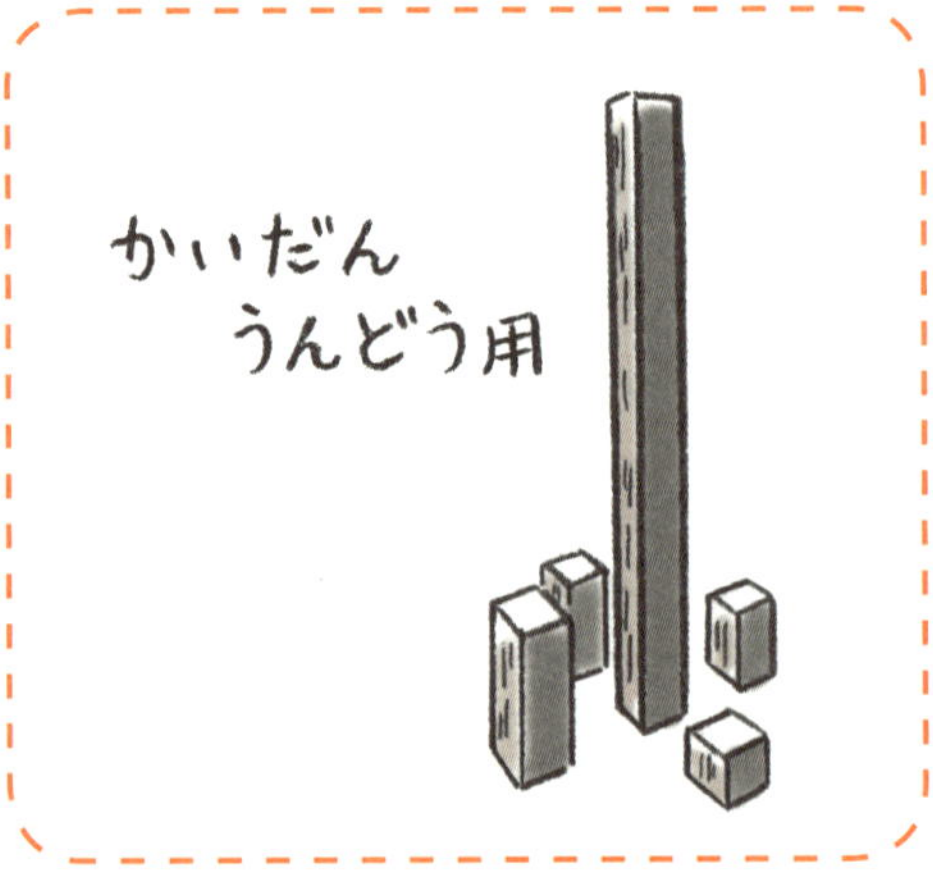

❶自分に合った高さの台の前に立ちます。

❷柱を両手でしっかりつかみ、かけ声をかけながら台の上に上がります。

❸太ももを硬くし、お尻の穴も絞めた状態のまま「5」数えます。

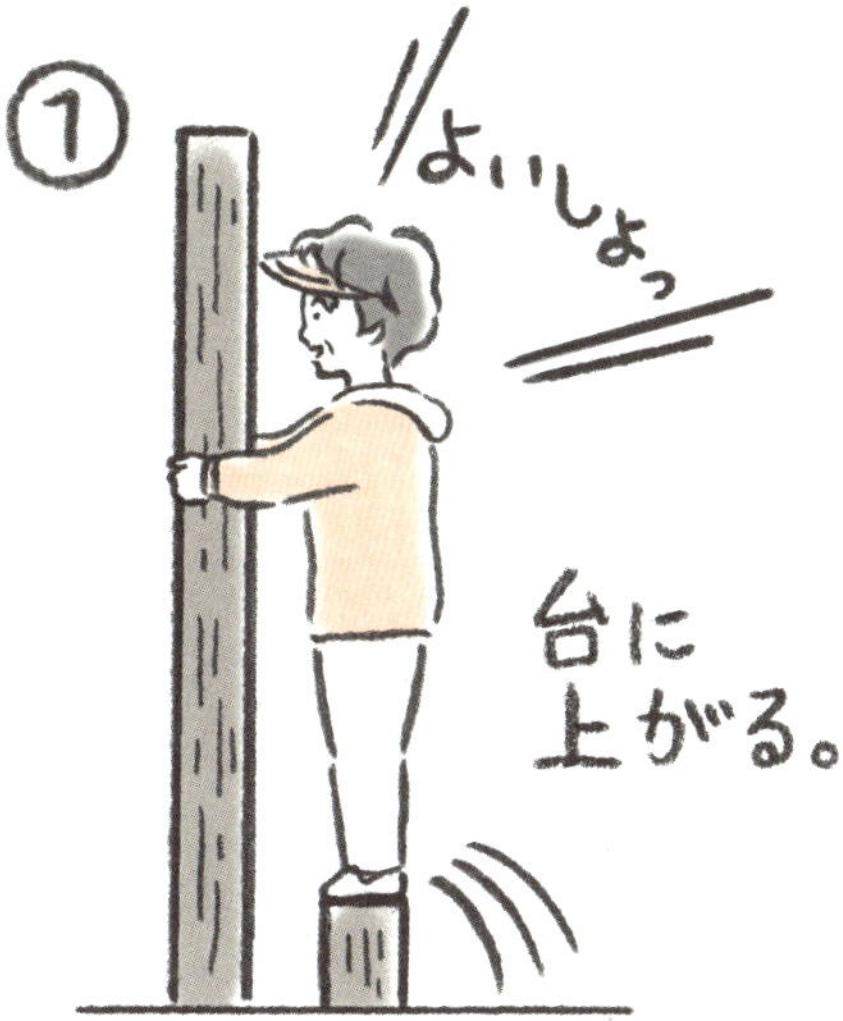
①
よいしょっ
台に
上がる。

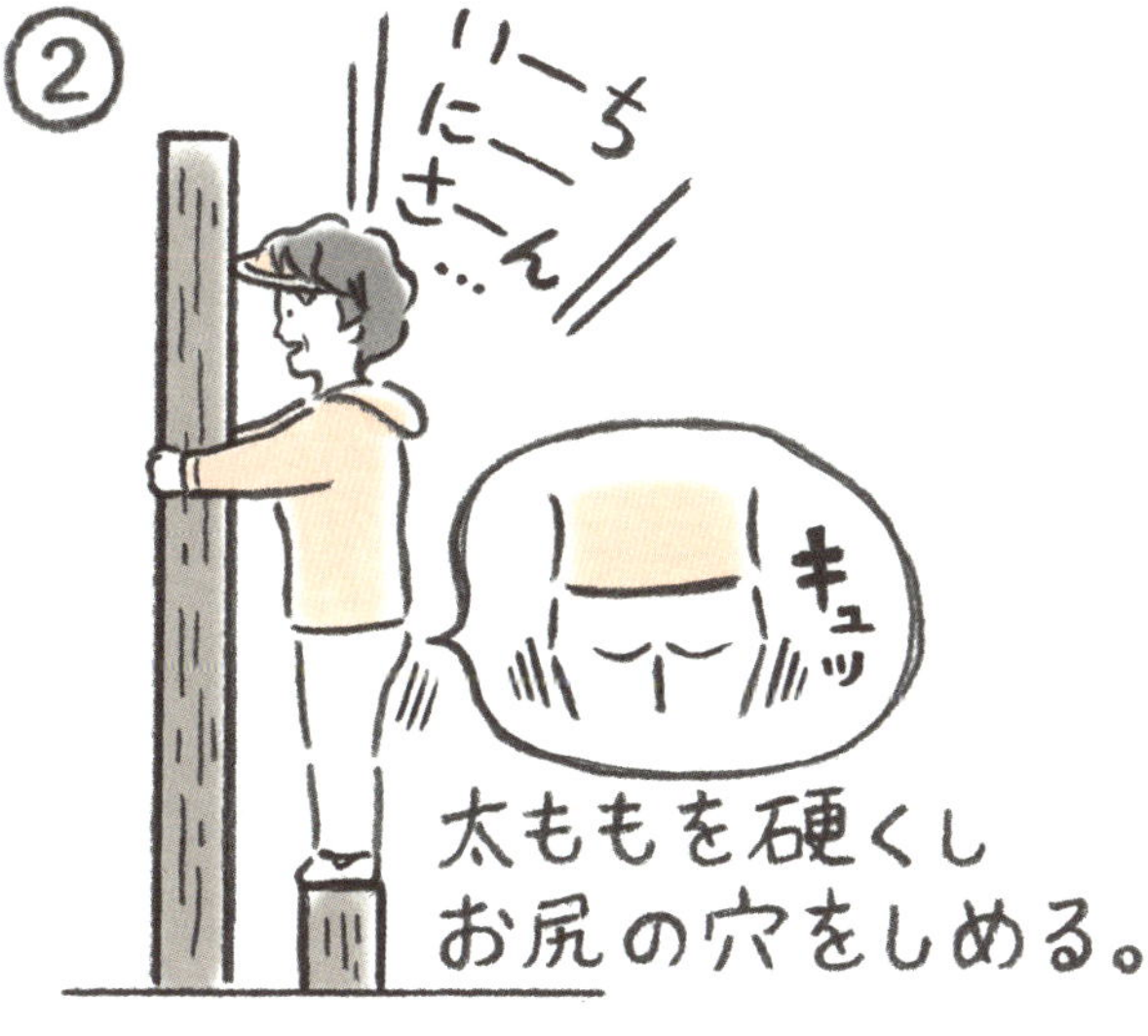
②
いーち
にー
さーん…
キュッ
太ももを硬くし
お尻の穴をしめる。

❹片足を真横に外し、片足立ちをします。

❺支えているほうの足の太ももが硬く、お尻も緊張していることを意識し、ひざを軽く曲げます。

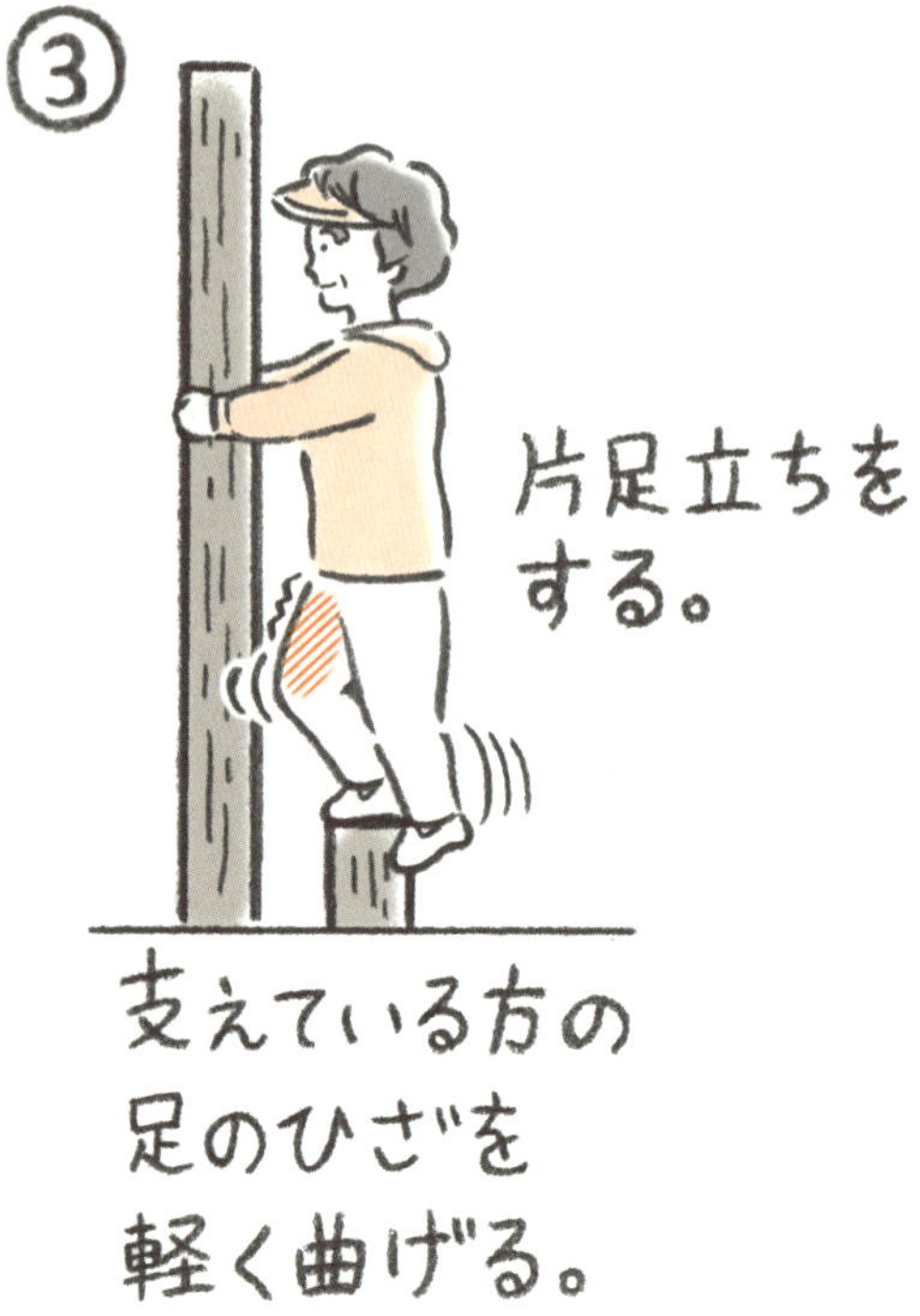
③
片足立ちをする。
支えている方の足のひざを軽く曲げる。

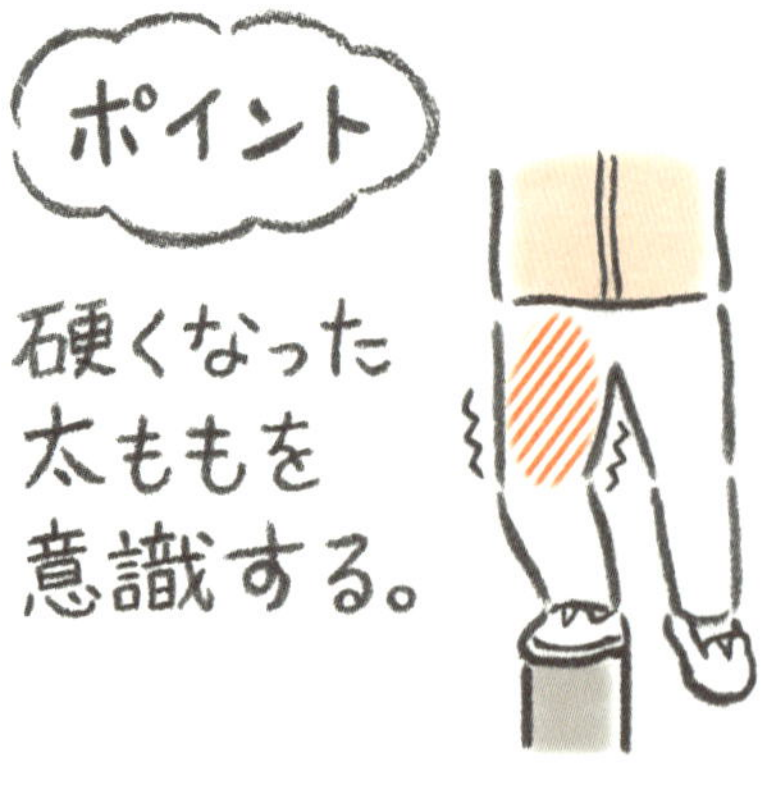
ポイント
硬くなった太ももを意識する。

❻硬くなった太ももを意識しながら、息を止めずにひざを曲げ、ゆっくり降ります。

❼反対の足も同じように行ないます。

④
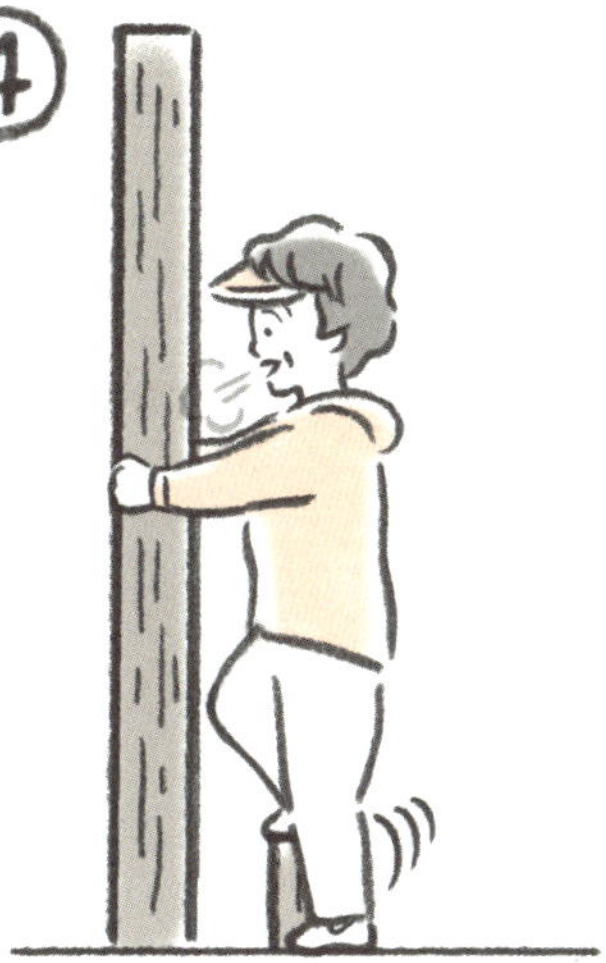
ゆっくり降りる。

⑤
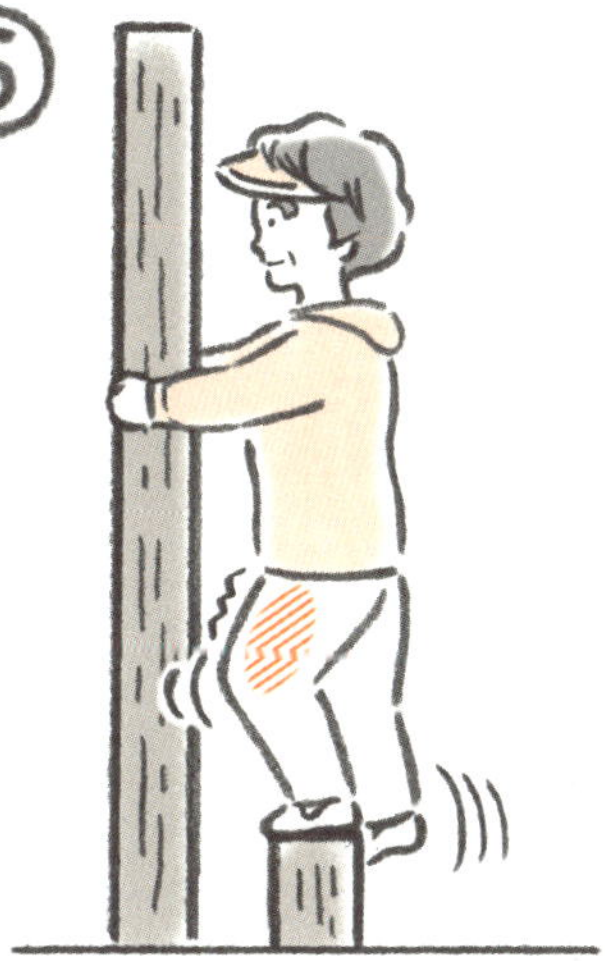
反対の足も。

ポイント

1～7までが1セットです。3セット行ないましょう。

注意点

■大きく息を吸ったり吐いたりしながら行ないます。

■降りる途中で動きを止めたり、止めたところから上がろうとするとひざを痛めることがあります。

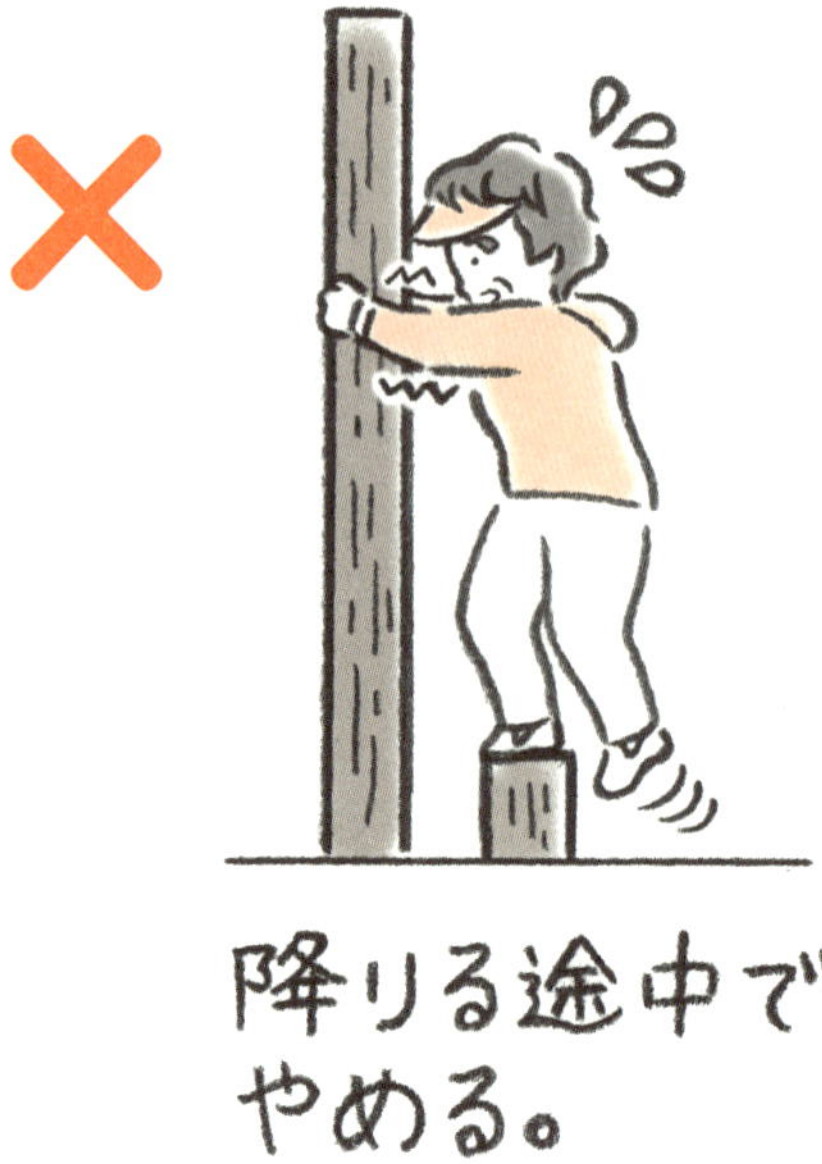
×
降りる途中でやめる。

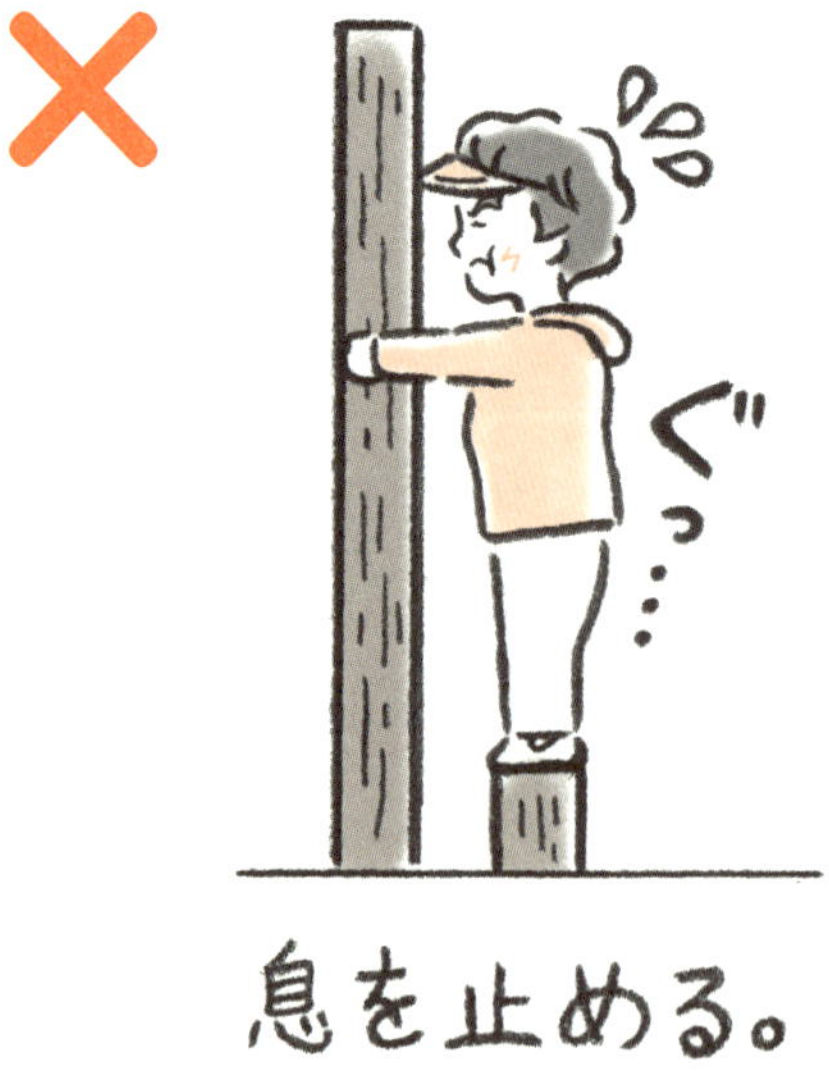
×
ぐっ…
息を止める。

目的

《筋肉の反応を高める》

脳と太ももの連携をよくします。
筋肉の反応を高めることに役立ちます。

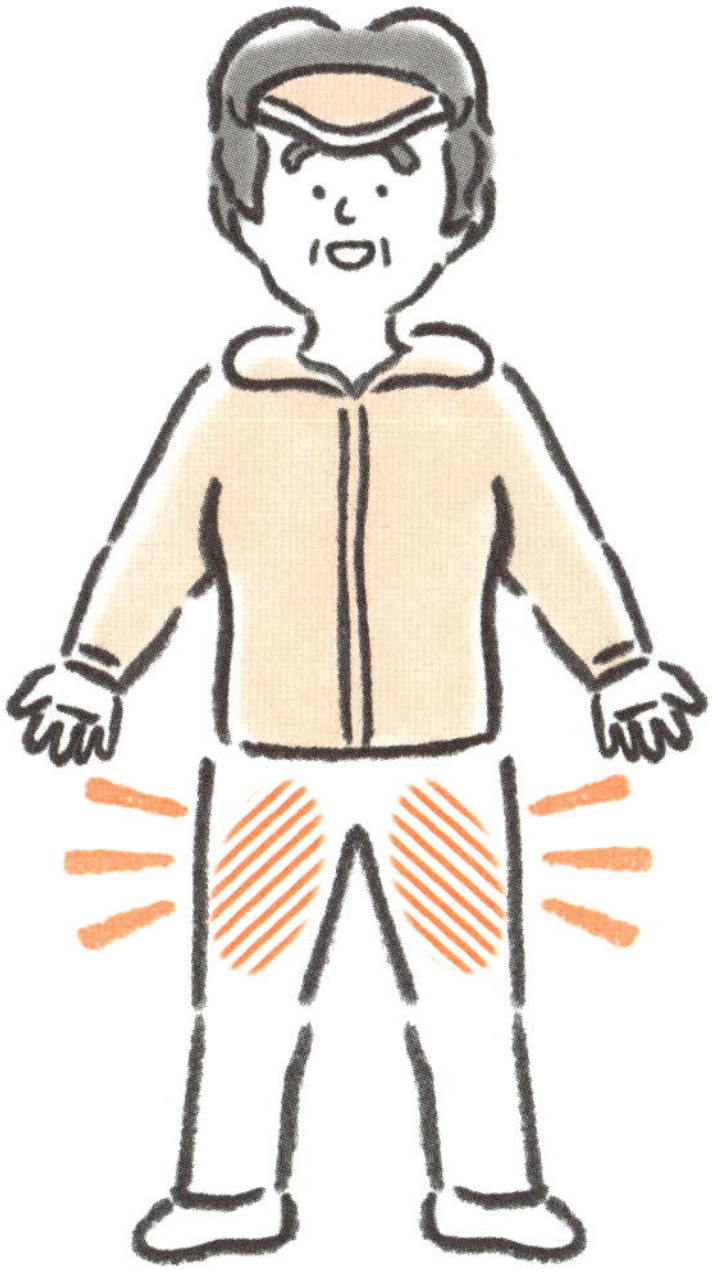

効果

- 階段の上り下りがラクにできます。
- 段差を降りるときや、ふらついたときに、持ちこたえられる脚力がつけられます。また、転倒を予防します。
- ひざ関節を守り、安定させる効果もあります。
- 下半身の反応を高め、失禁・痔・便秘の予防と改善に有効です。

〈こんなときにオススメです〉

□階段の上り下りがつらい。
□太ももの筋力の低下を感じる。
□立ったり座ったりがつらい。
□失禁・痔・便秘がある。

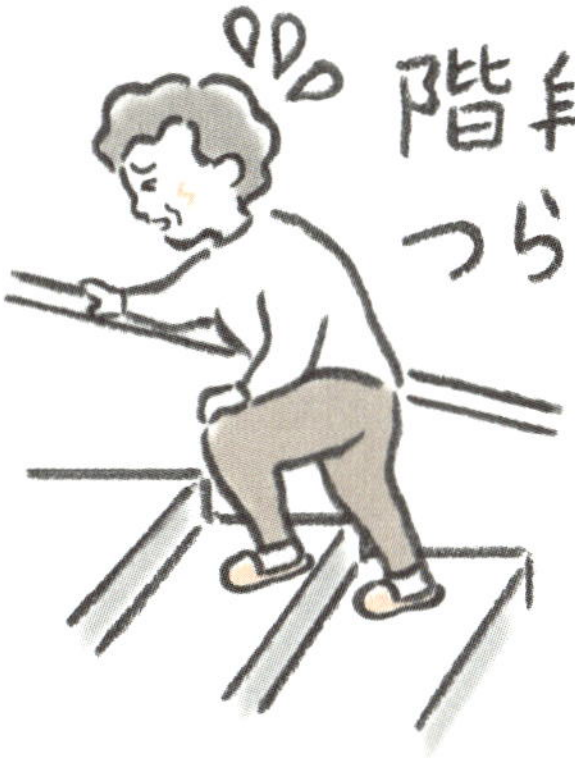

階段がつらい。

立ったり座ったりがつらい。

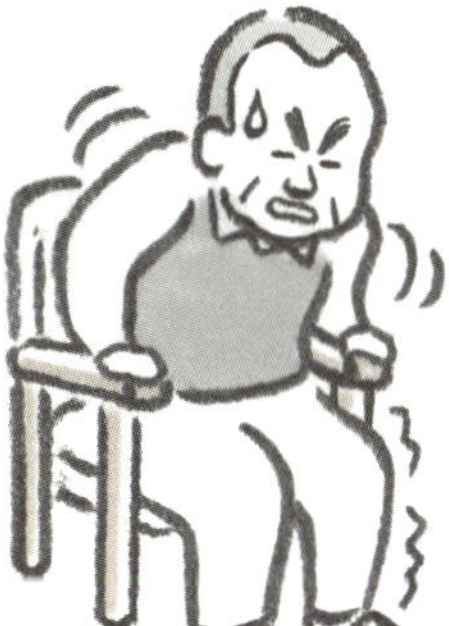

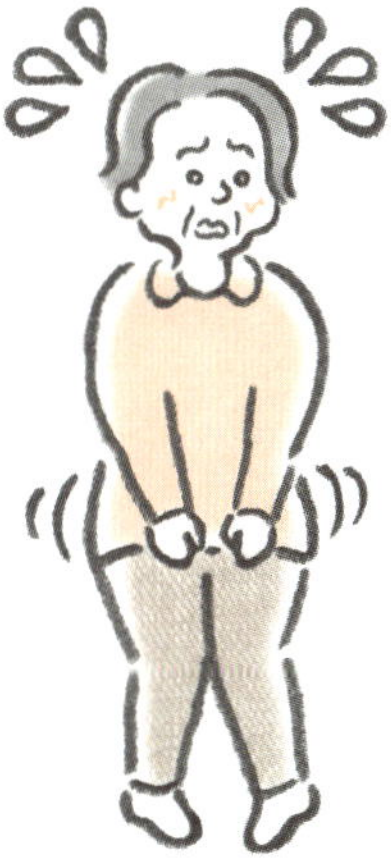

失禁・痔・便秘がある。

〈うんどう遊園以外での方法〉

❶ひざを少し曲げ、太ももが硬くなる感じを確認します。

❷太ももをさわったまま、硬さを保った状態で、ひざを伸ばし姿勢を正します。

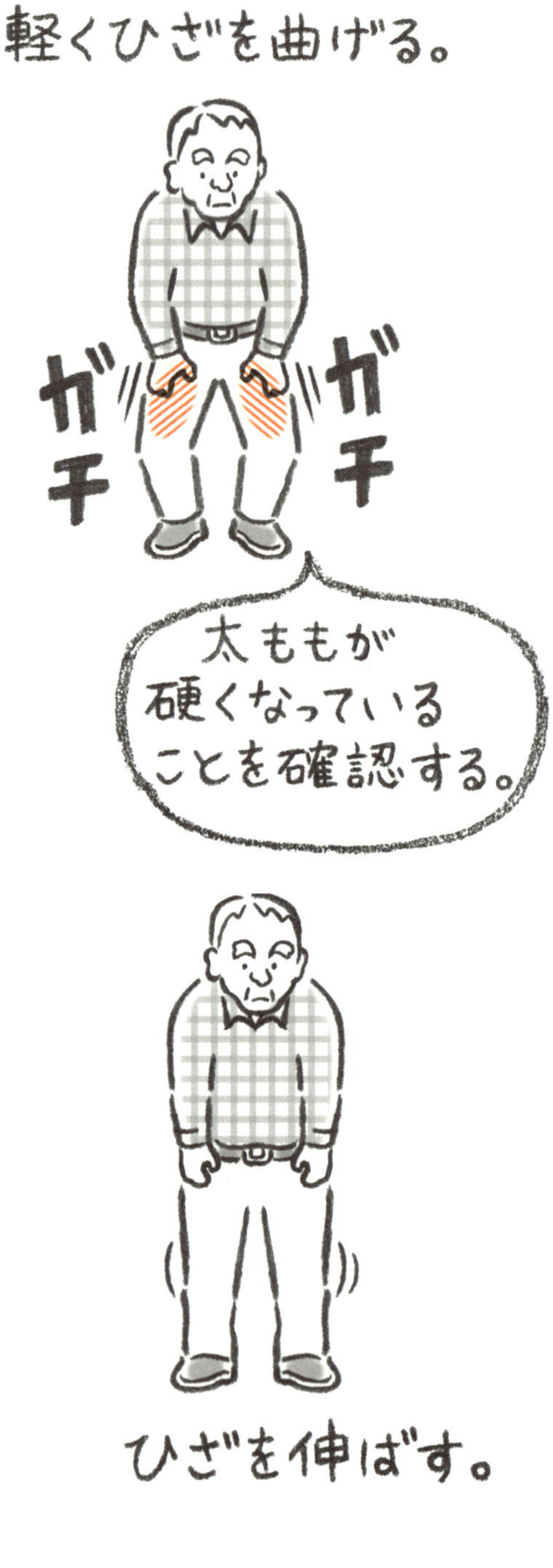
軽くひざを曲げる。
ガチ
ガチ
太ももが硬くなっていることを確認する。
ひざを伸ばす。

❸もう一度、太ももを硬くします。お尻の穴をギューッと締めるように意識します。お尻をさわりながら行なうと、より効果的です。

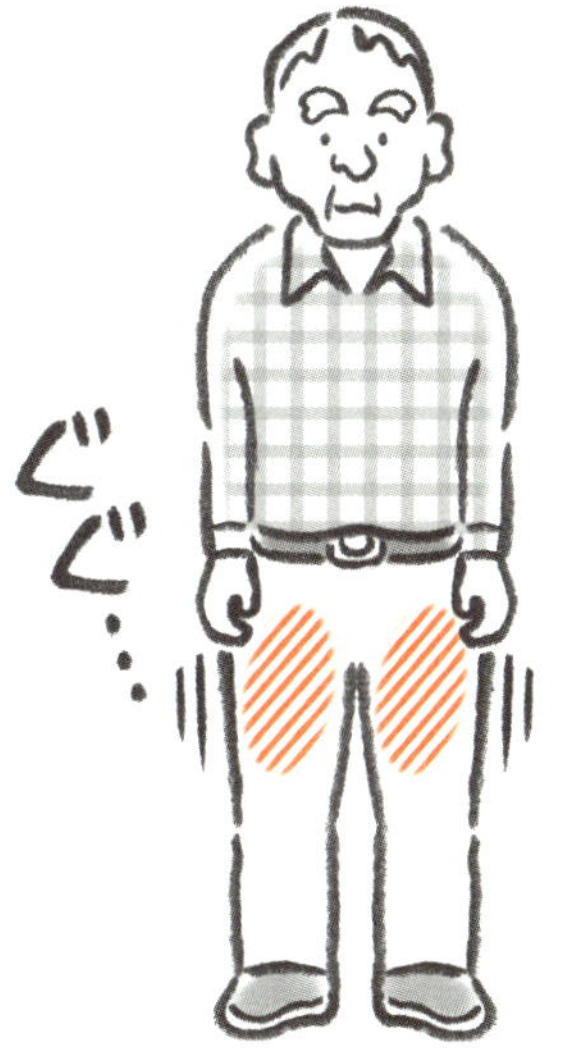
もう一度太ももを
硬くする。
ぐぐ…

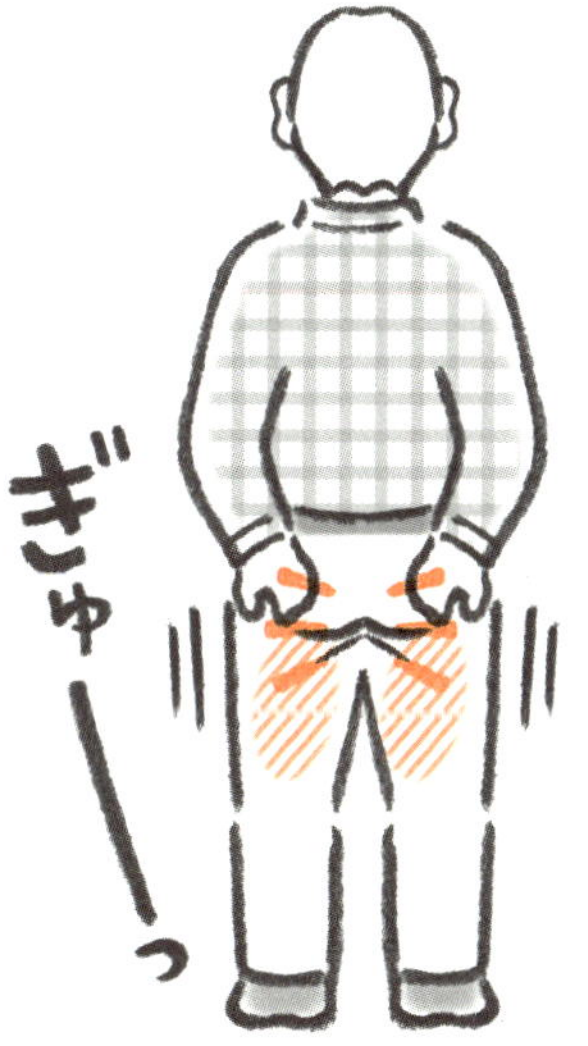
さらにお尻の穴を
ぎゅーっと締める。
お尻を
さわりながら。
ぎゅ――っ

❹そのままの緊張を保ち、「10」数えます。

❺息を吐いて力を抜き、リラックスします。

❻1〜5までを3セット行ないましょう。

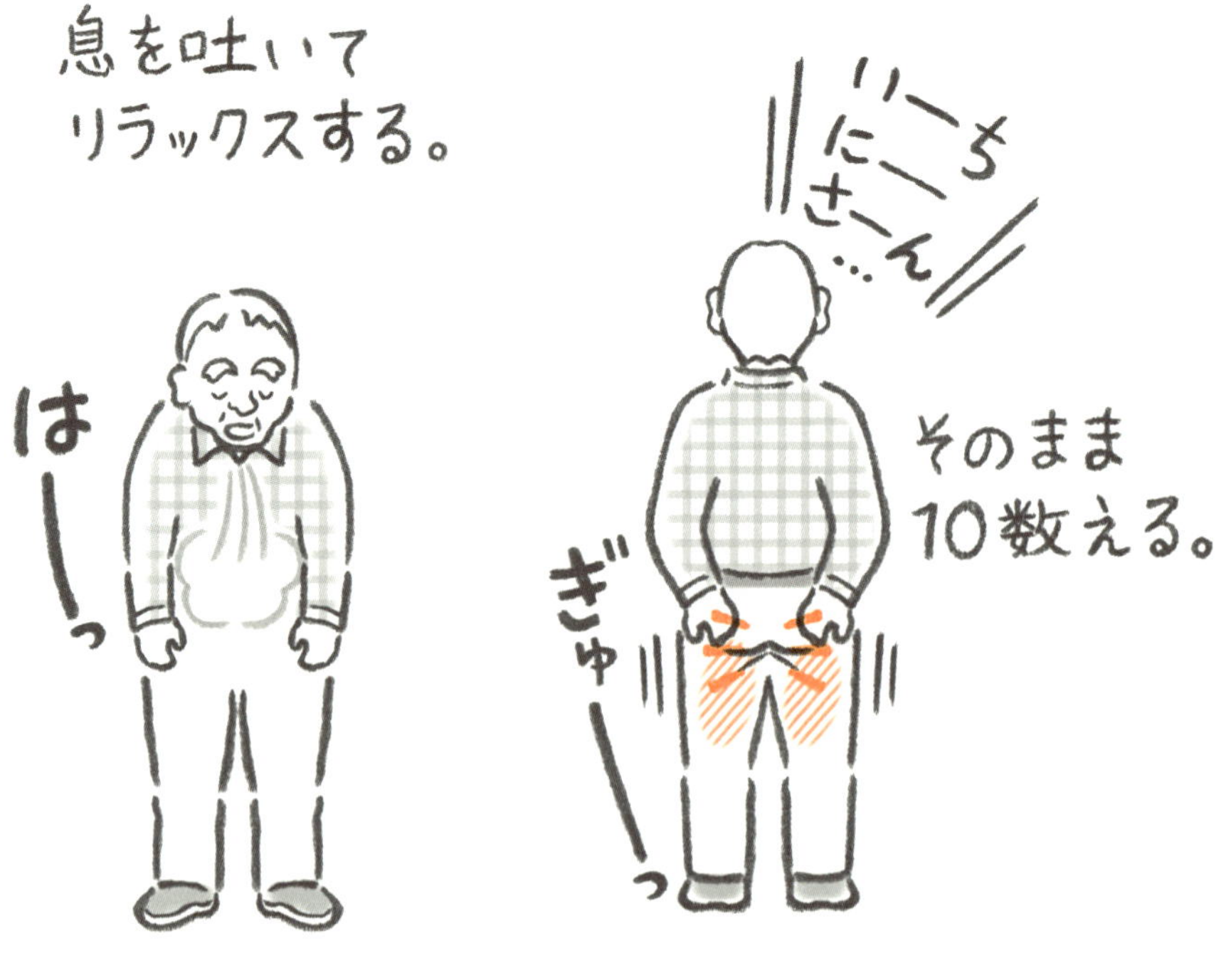
息を吐いて
リラックスする。
はーっ
いーち
にー
さーん…
そのまま
10数える。
ぎゅーっ

注意点

■息を止めないようにしましょう。息を吸ったり吐いたりしながら行ないます。

■ひざが痛い人は、ひざを伸ばしきらないように注意してください。

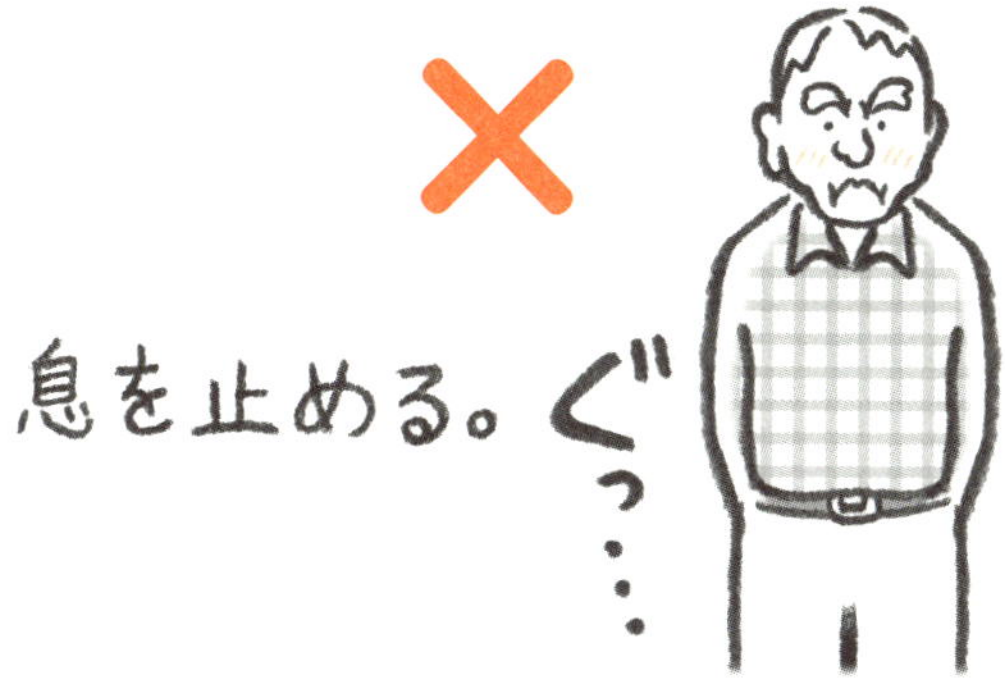

息を止める。
ぐっ…

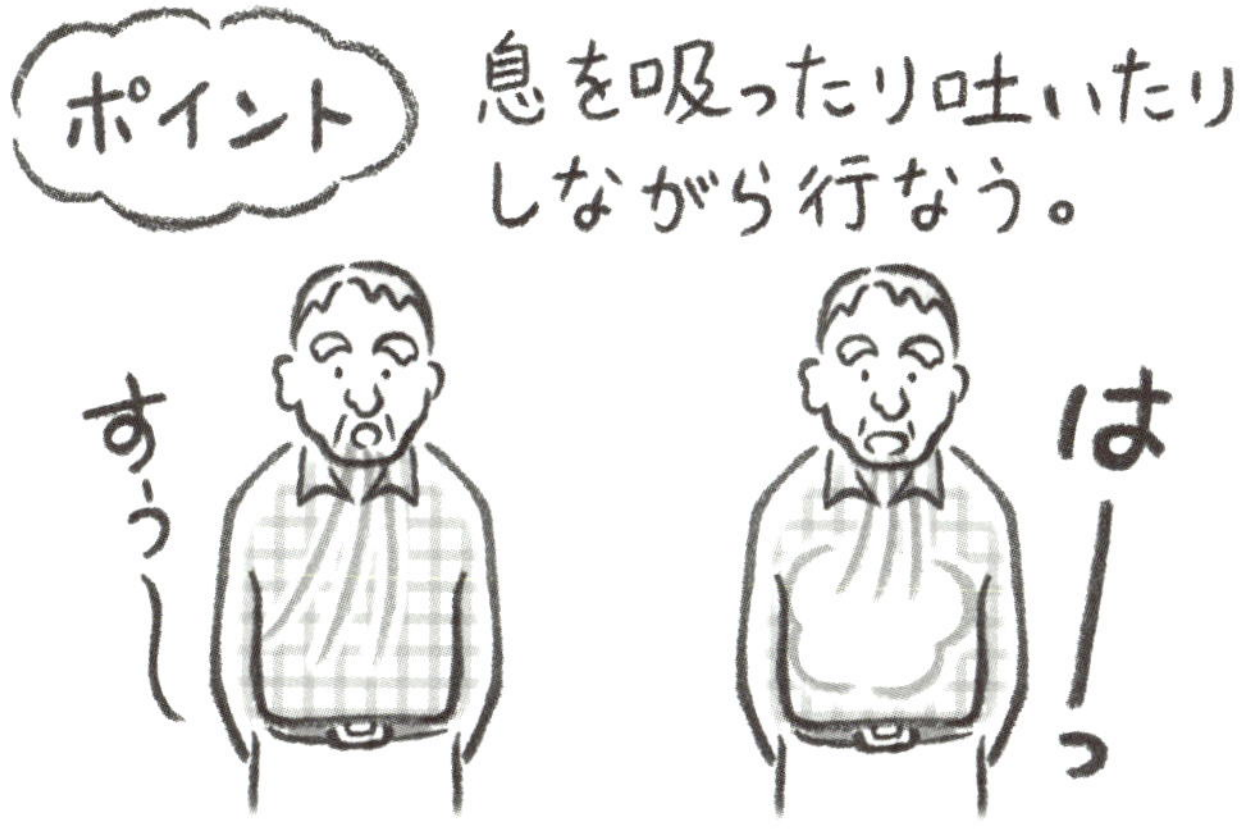

ポイント
息を吸ったり吐いたりしながら行なう。
すぅ〜
はーっ

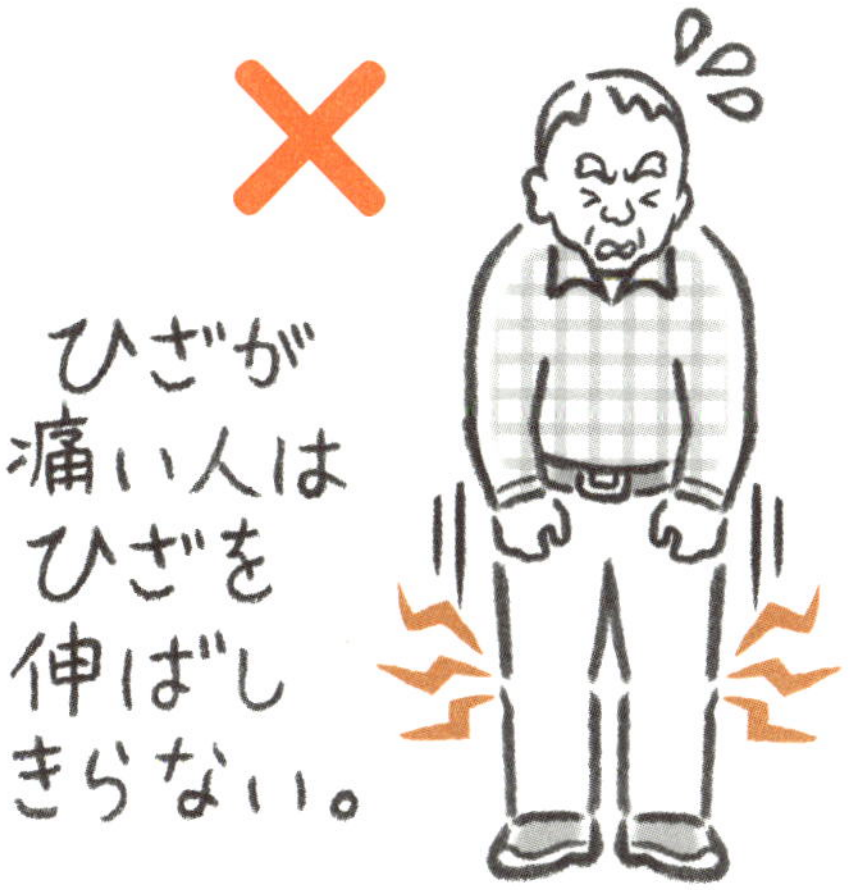

ひざが痛い人はひざを伸ばしきらない。

〈こんな時間を使って習慣化してみましょう〉

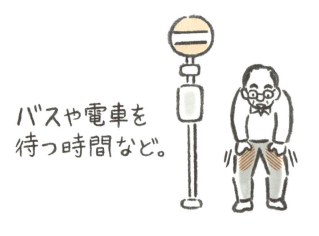

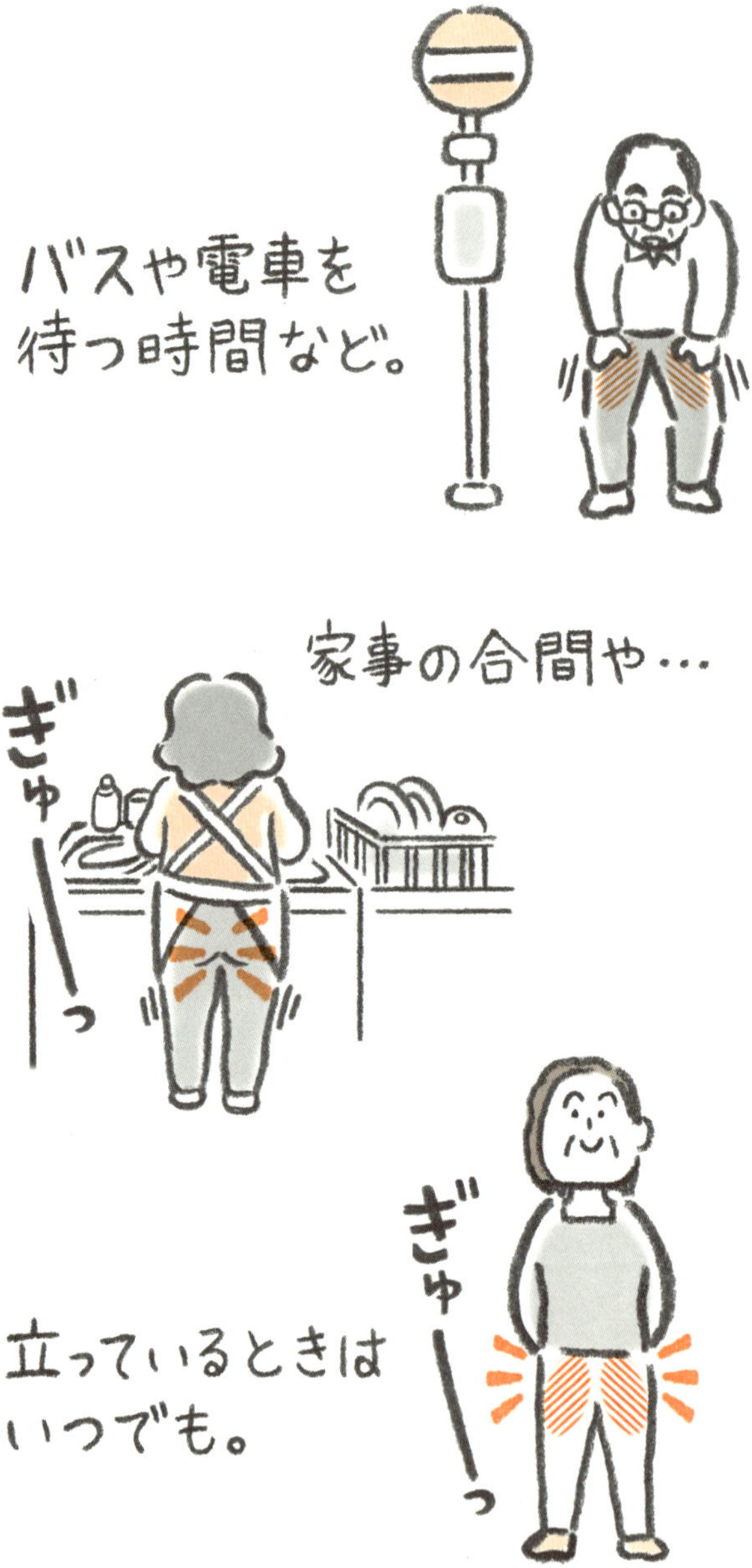
バスや電車を
待つ時間など。
家事の合間や…
ぎゅーっ
立っているときは
いつでも。
ぎゅーっ

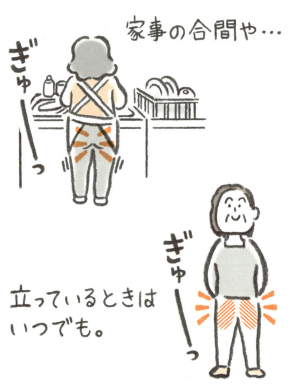

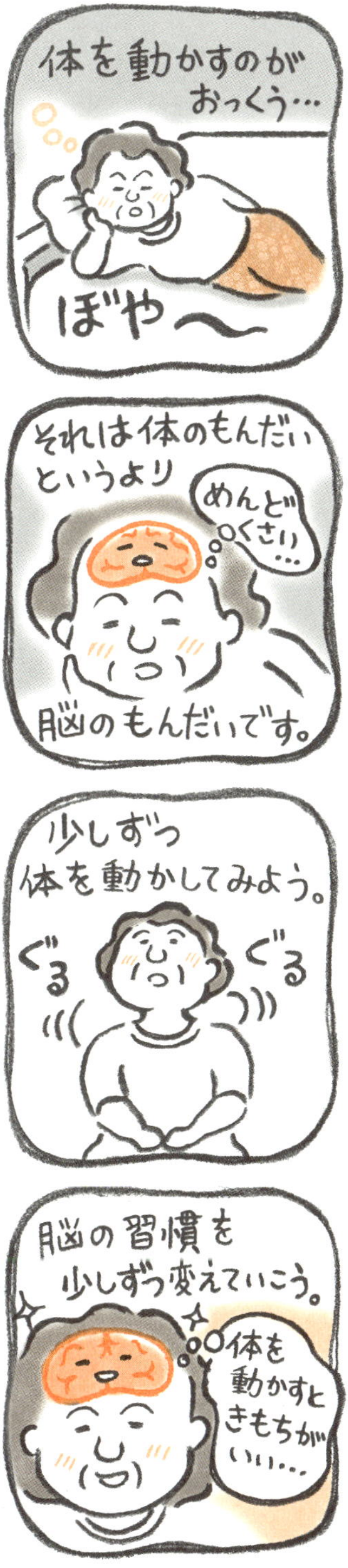
体を動かすのがおっくう…
ぼやへ〜
それは体のもんだいというより
めんどくさい…
脳のもんだいです。
少しずつ体を動かしてみよう。
ぐる
ぐる
脳の習慣を少しずつ変えていこう。
体を動かすときもちがいい…

5章

ふらつかない
うんどう

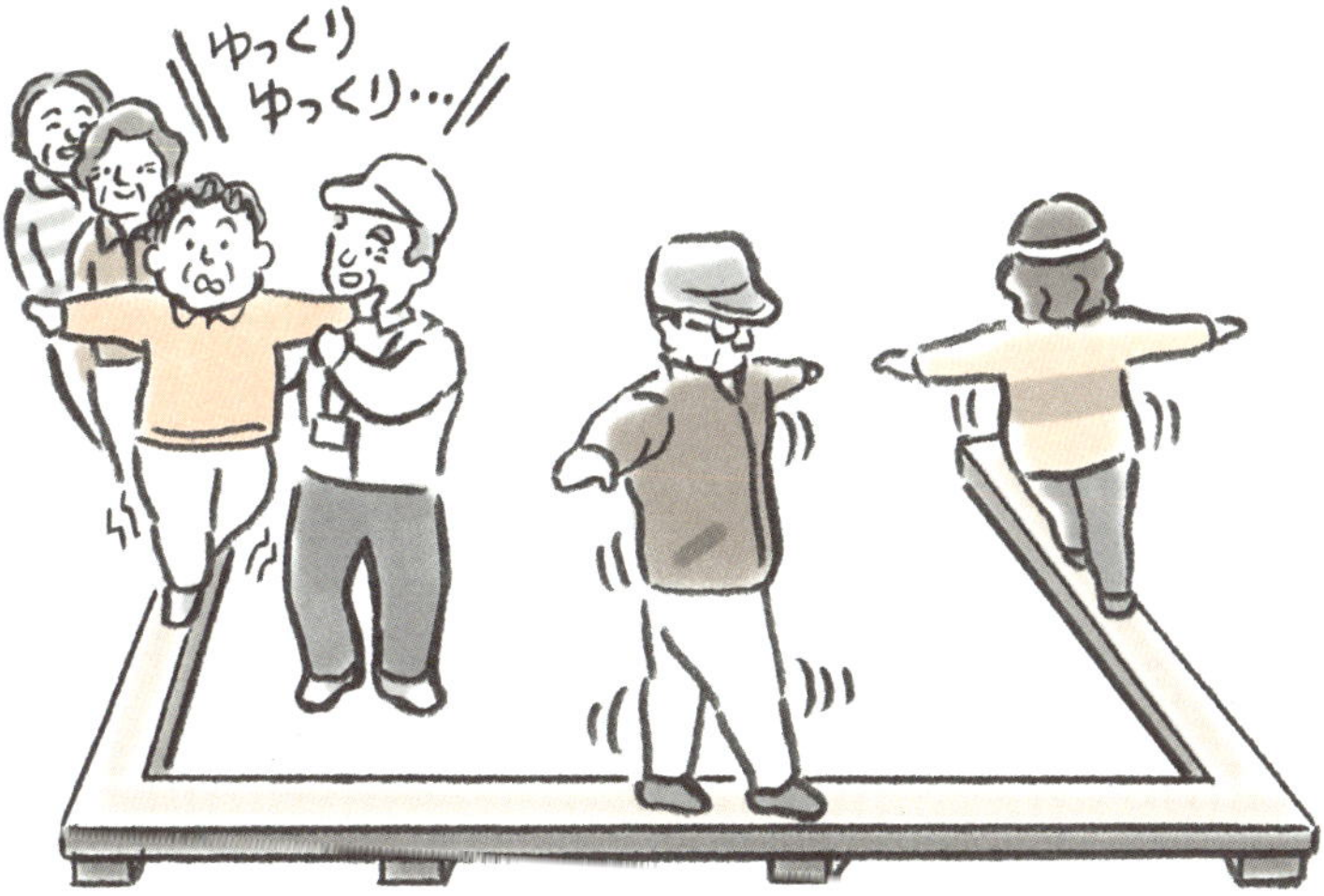

このうんどうは平均台遊具を使ったうんどうです。

腰は体のバランスを取っている大切な部分です。

これは姿勢を改善し、腰を安定させ、ふらつきをなくすためのうんどうです。

＊うんどう遊園以外での方法はＰ77で紹介しています。

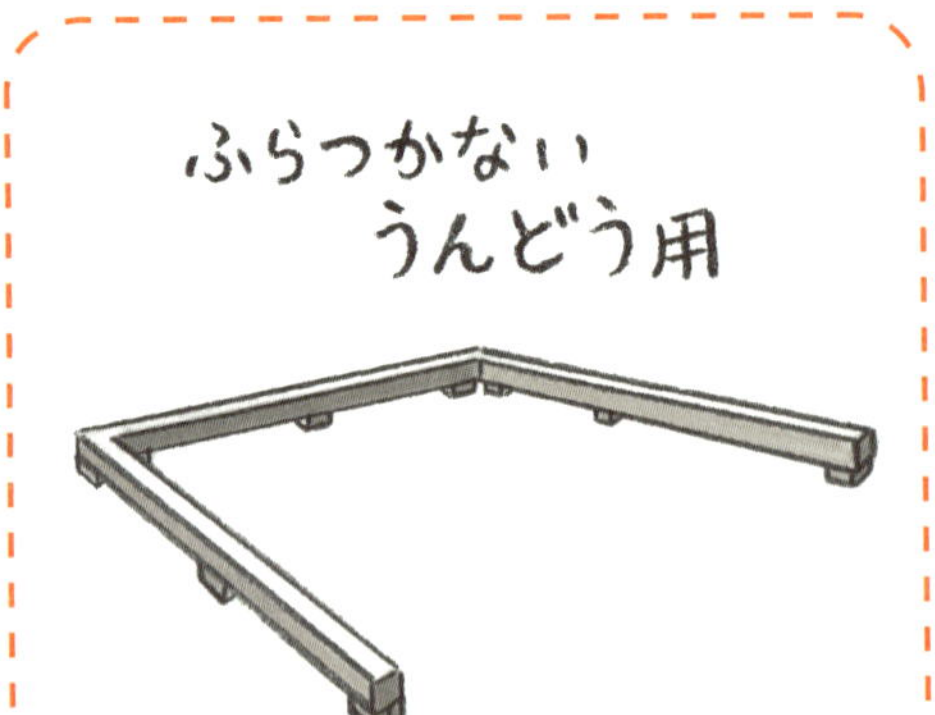

❶平均台の上に立ち、手を横に伸ばします。

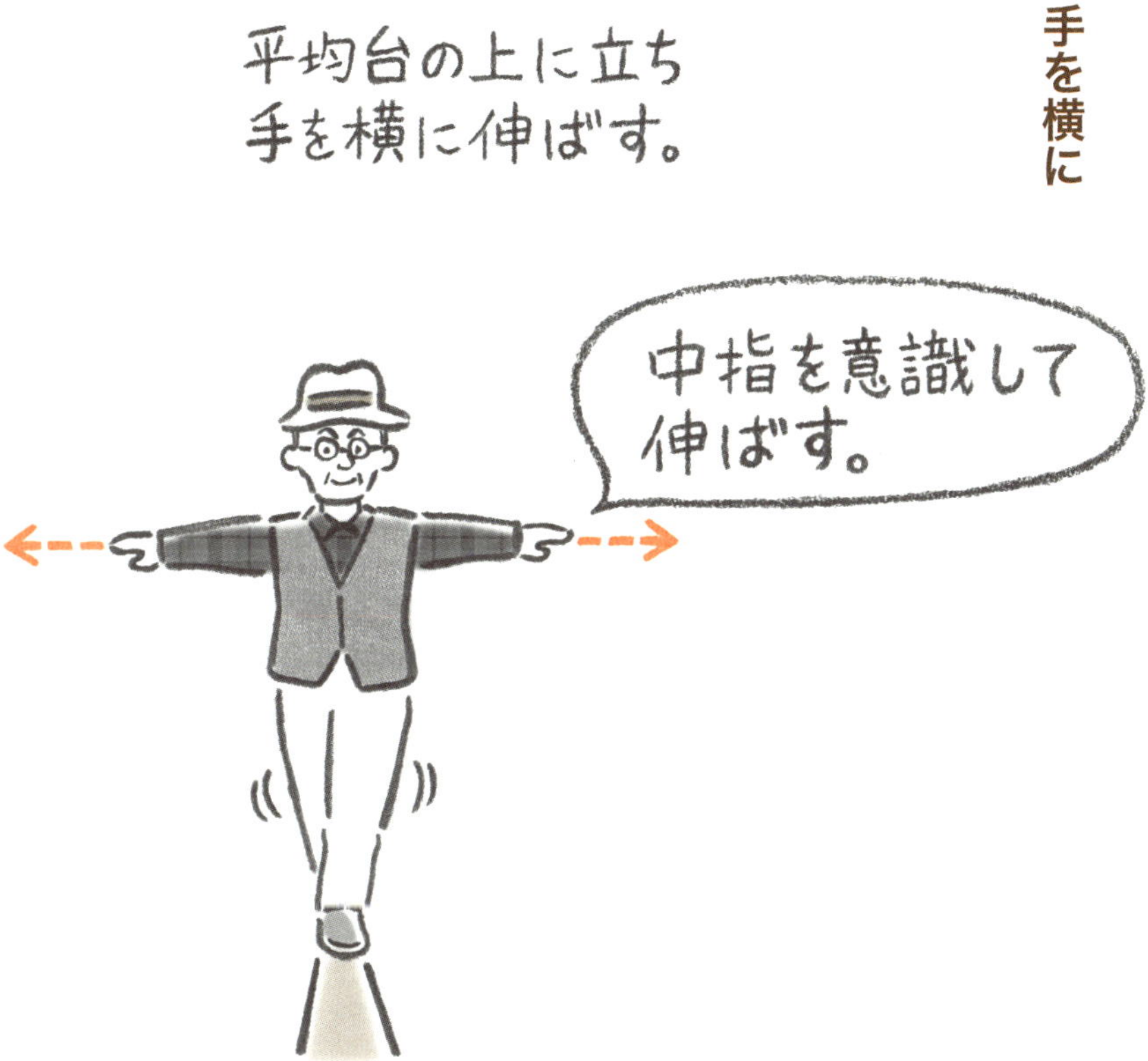
平均台の上に立ち
手を横に伸ばす。
中指を意識して
伸ばす。

❷伸ばした手の中指を、外へ外へと力一杯伸ばします。

❸胸を張り、背筋が伸びていることを意識しましょう。

❹背筋を伸ばしたまま、今度はお腹をへこませます。

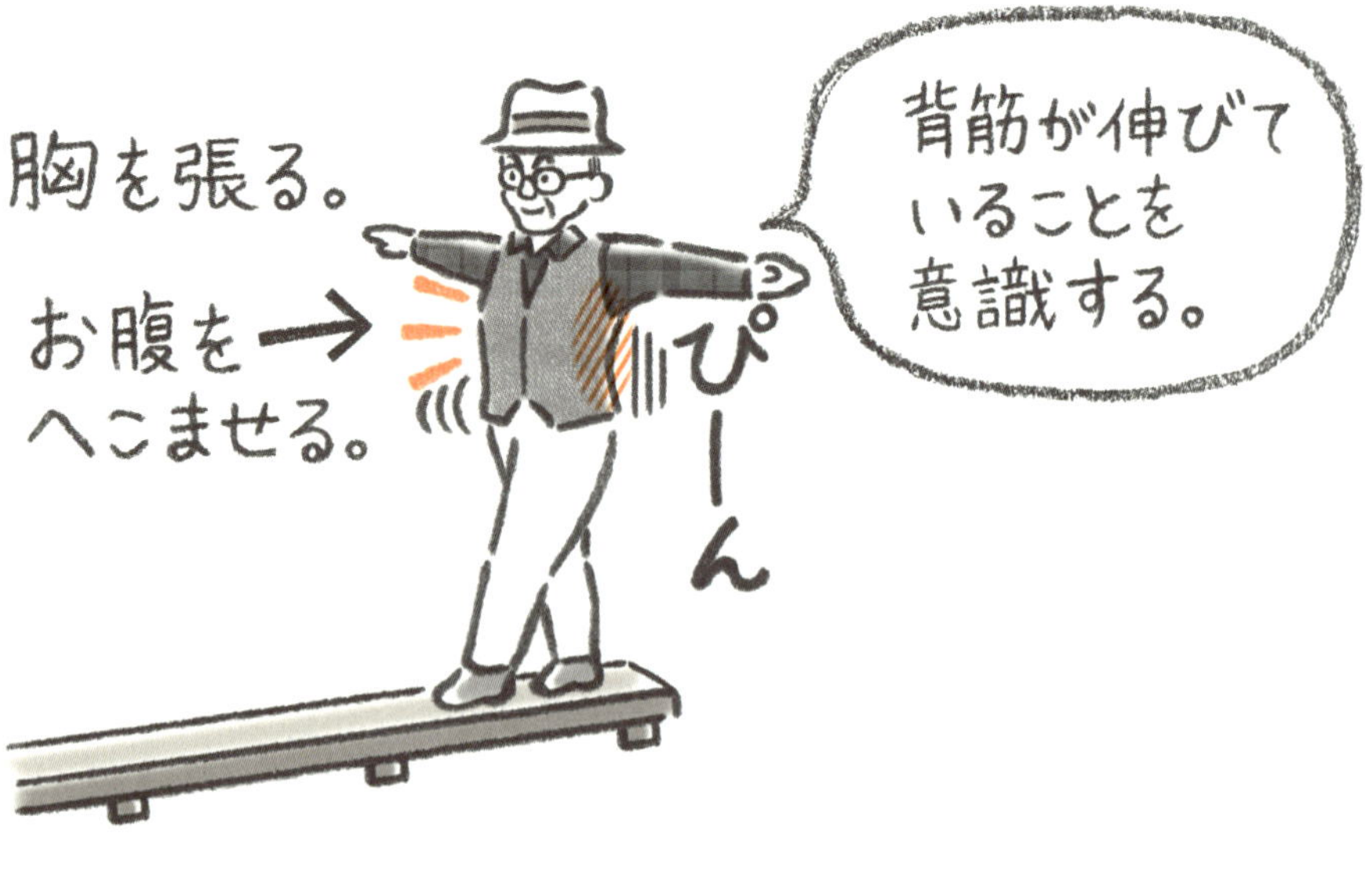
胸を張る。
お腹を
へこませる。
ぴーん
背筋が伸びていることを意識する。

❺斜め前方あたりを見ながら姿勢を保ち、小股でできるだけゆっくり歩きましょう。

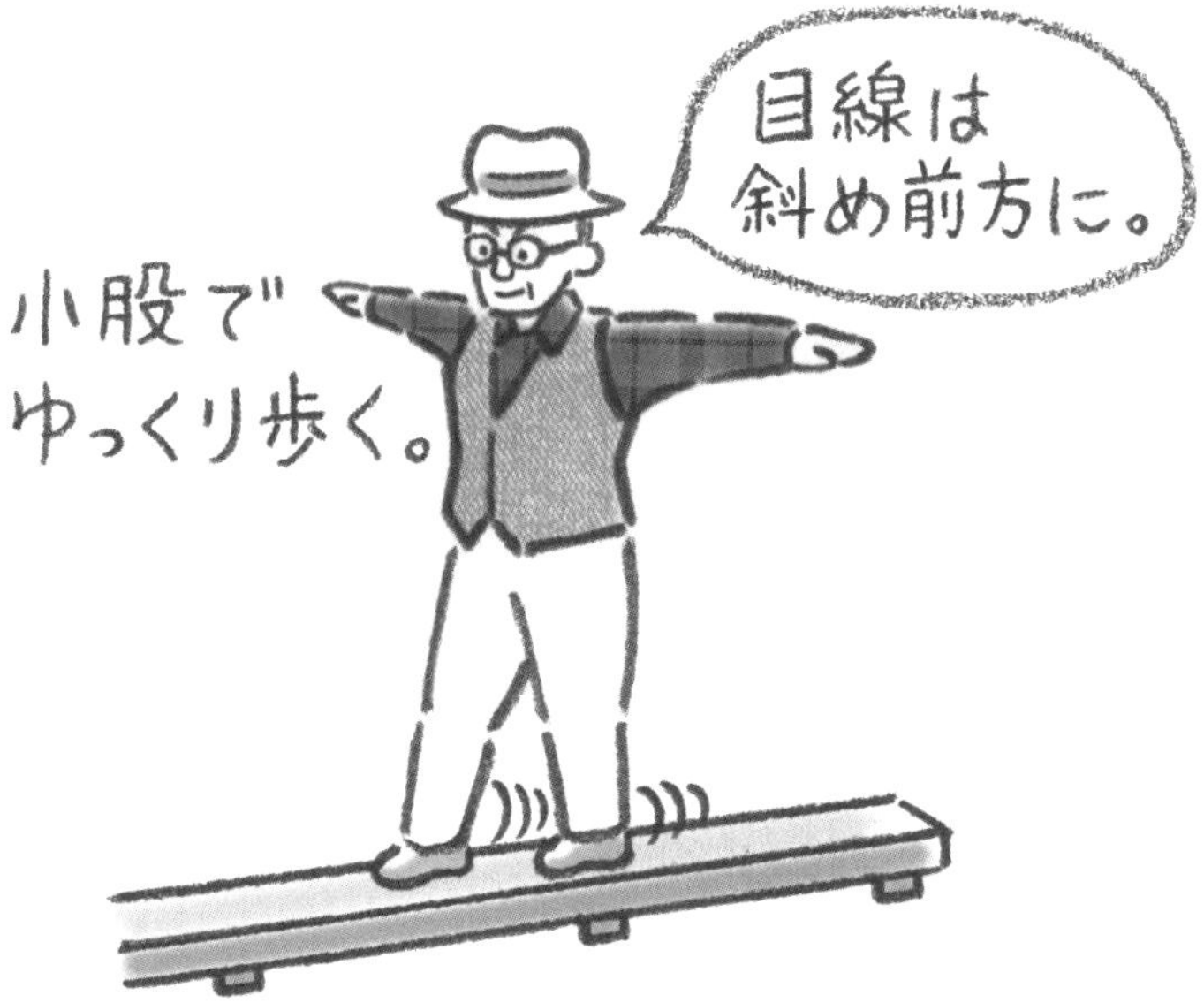

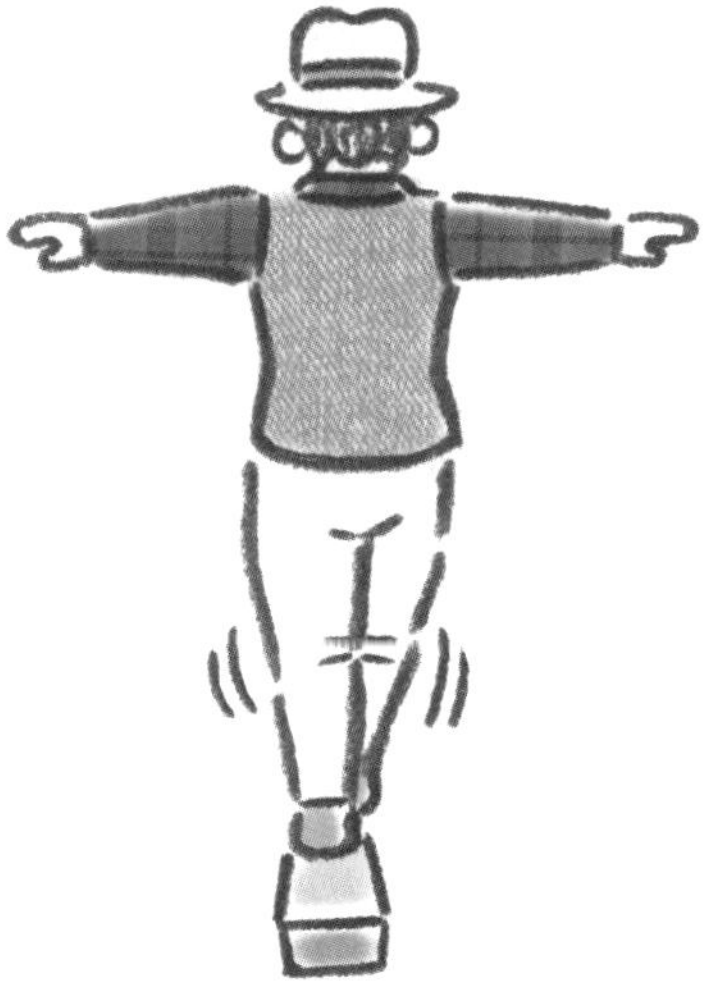

ポイント

1～5までが1セットです。3セット行ないましょう。

注意点

■急いで歩かないようにしましょう。

■バランスを崩したときには無理をせずに、一度、台から下りてやり直します。

■頭（顔）を前に倒さないようにしましょう。

目的

《腹筋・背筋の緊張による運動刺激》

腹筋・背筋の筋力を高め、神経系の機能を改善します。

《バランス訓練》

平均台を使うことで平衡感覚を刺激し、バランス能力を高めます。

効果

- 安定した姿勢を保つための筋力がつきます。
- バランス能力がつき、ふらつきや転倒を予防します。
- 筋力がコルセット役となり、腰の負担を減らします。

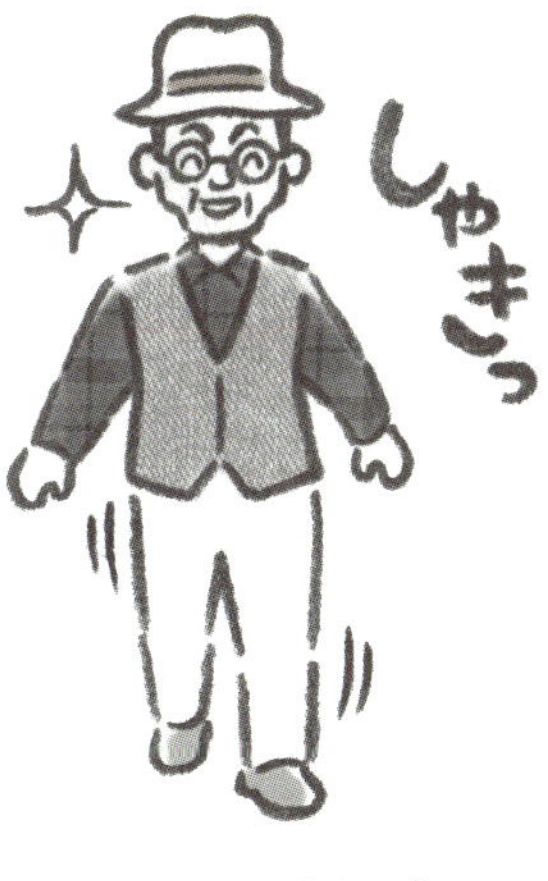

バランス能力が高まる。

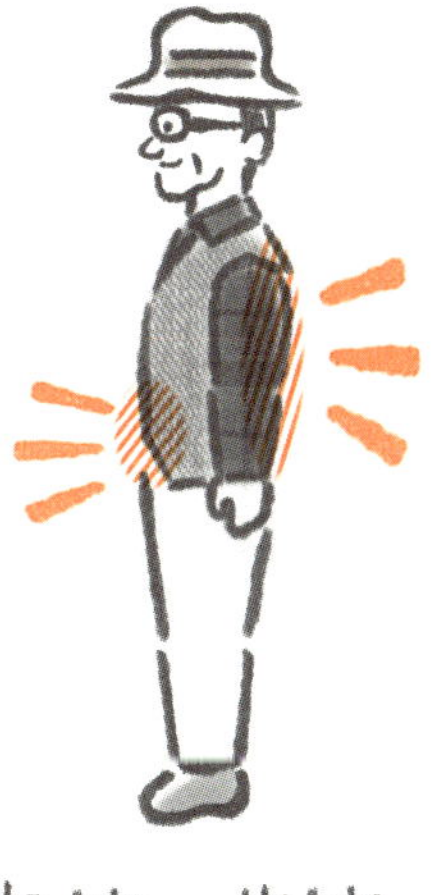

腹筋・背筋の力を高める。

〈こんなときにオススメです〉

□立っているとき、歩いているときにふらつくことが多い。

□姿勢が悪くなったと感じる。

□腰痛がある（腰が重く感じる）。

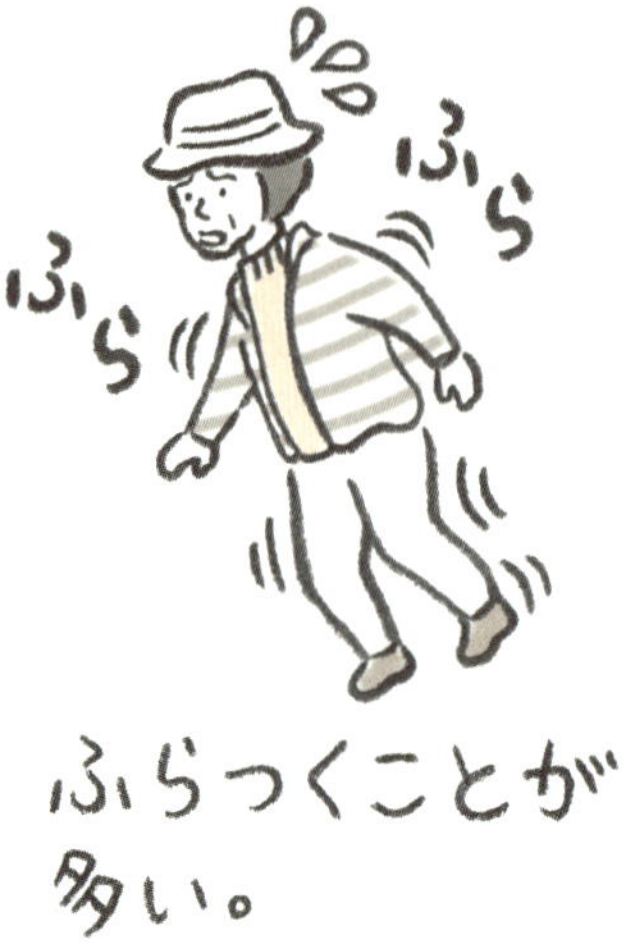
ふら
ふら
ふらつくことが多い。

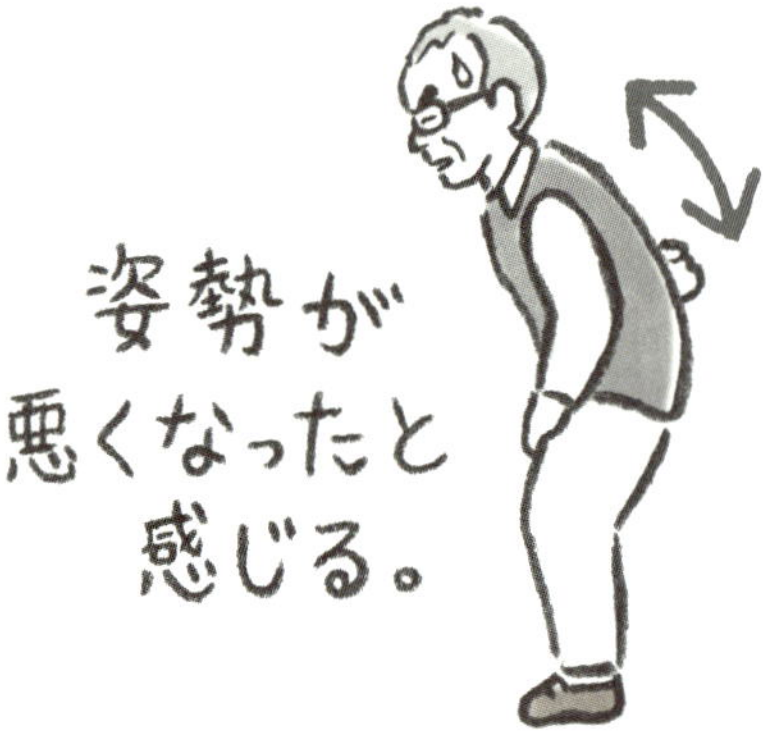
姿勢が悪くなったと感じる。

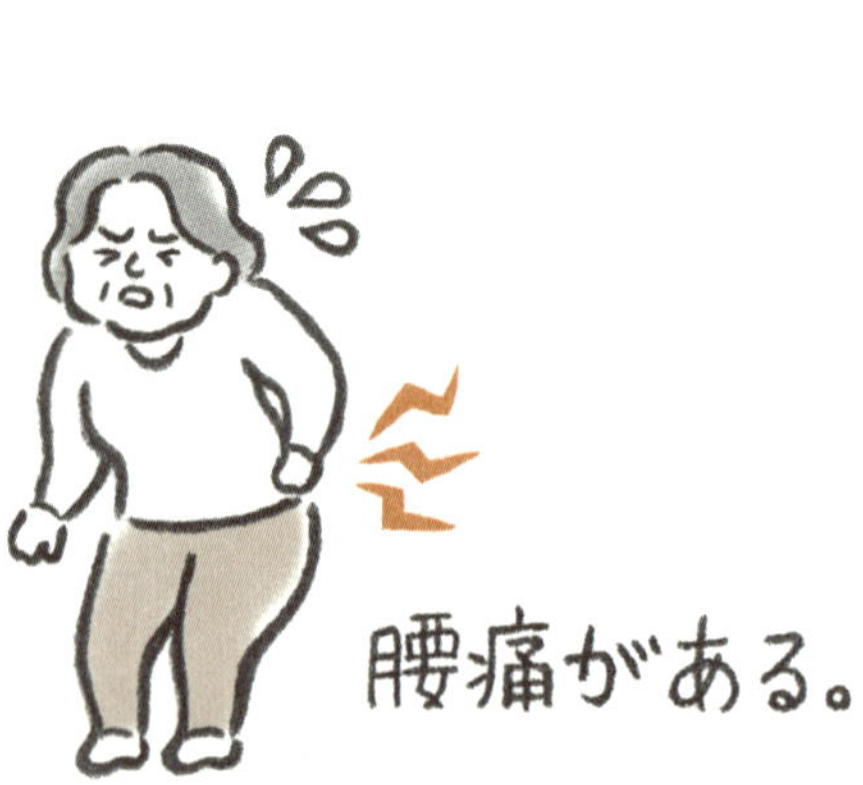
腰痛がある。

〈うんどう遊園以外での方法〉

❶気をつけの姿勢で、顔は正面を向き、両手の中指を下へ向かって、力を入れて伸ばします。

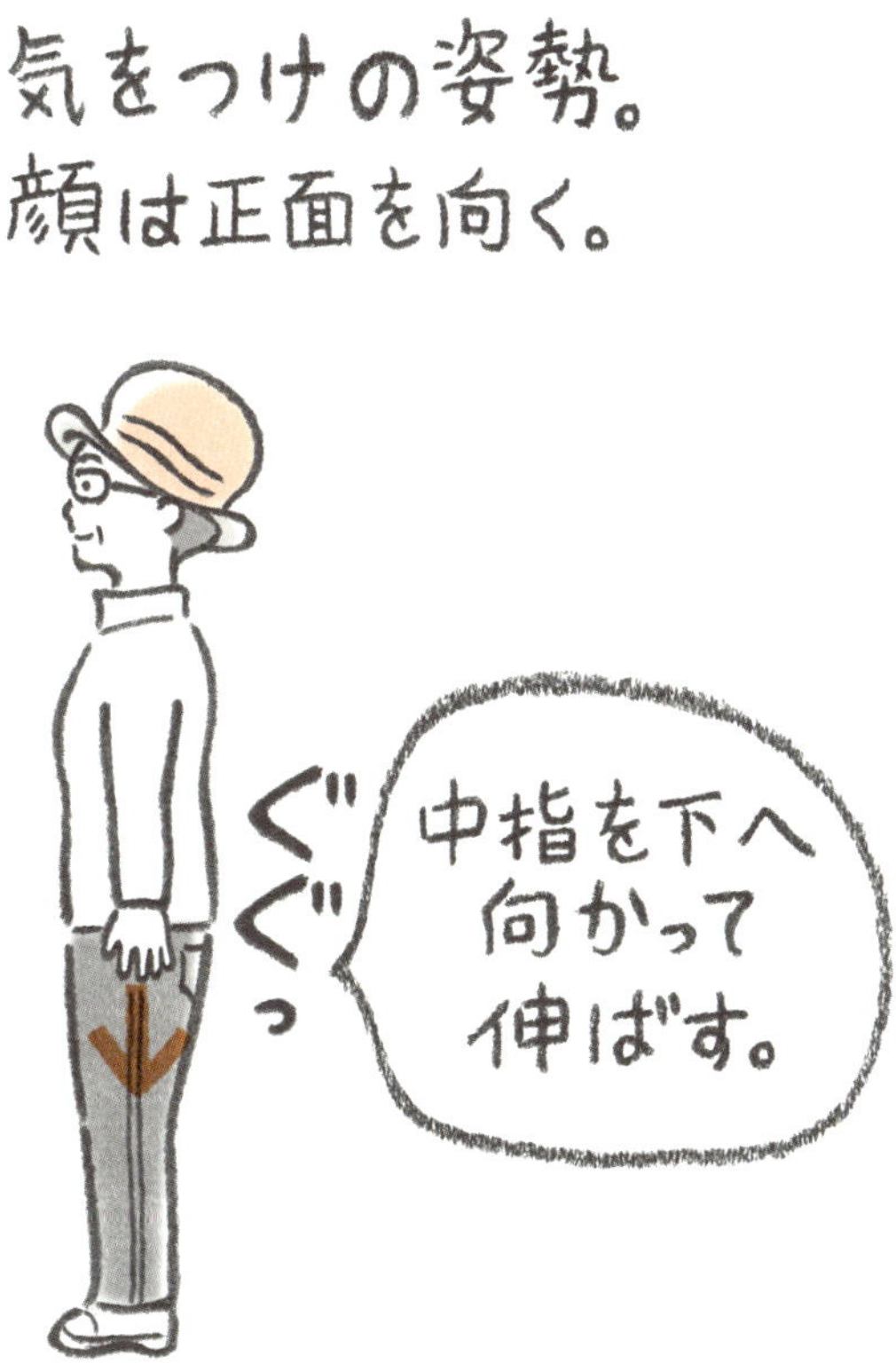
気をつけの姿勢。
顔は正面を向く。
ぐぐっ
中指を下へ向かって伸ばす。

❷胸を張り、背筋が緊張したことを確認したら、お腹をへこませ、腹筋（下腹部）に力を入れます。

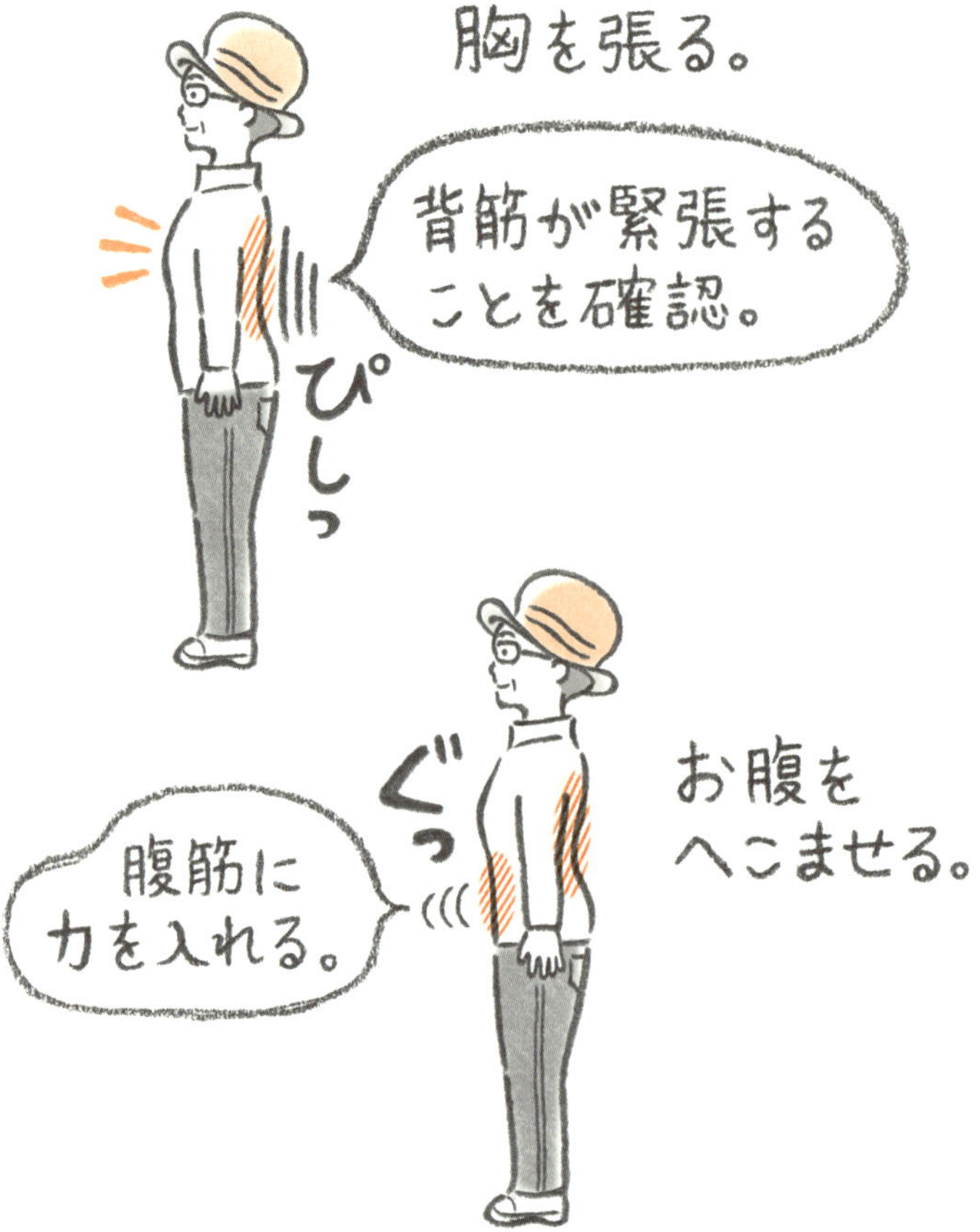
胸を張る。
背筋が緊張することを確認。
ぴしっ
お腹をへこませる。
ぐっ
腹筋に力を入れる。

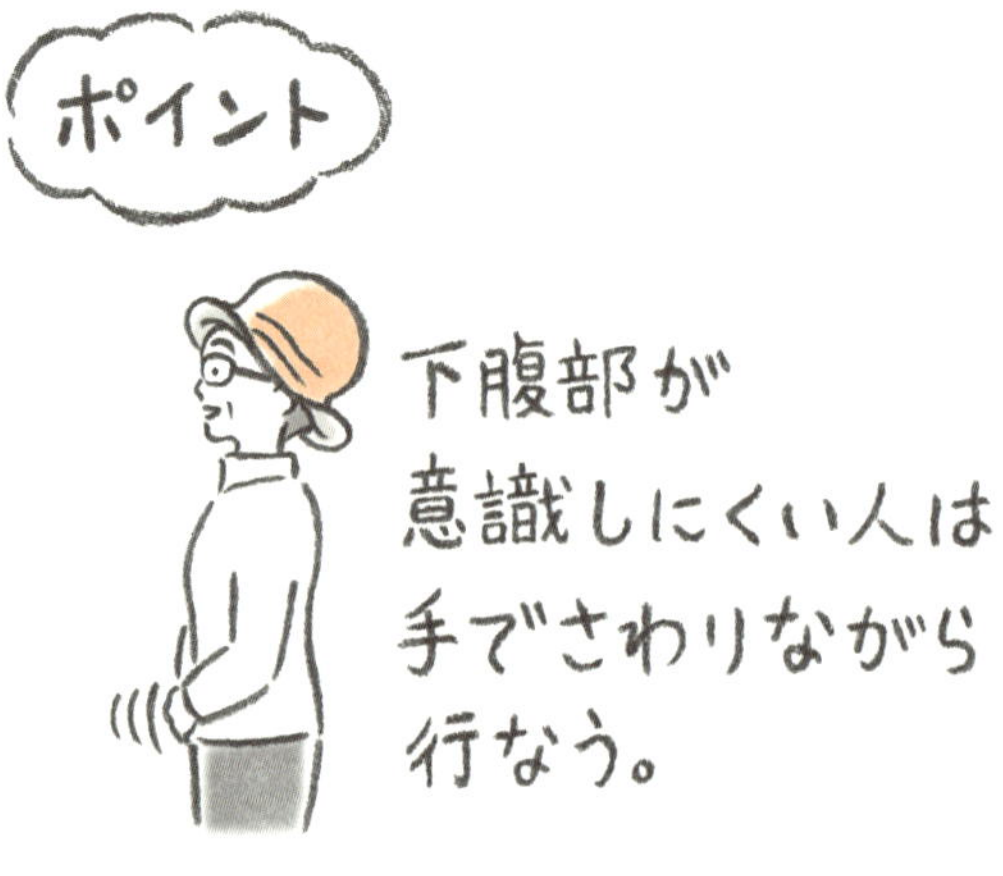
ポイント
下腹部が意識しにくい人は手でさわりながら行なう。

❸太もも、お尻にも力を入れます。

❹全ての部分の緊張を保ち、「10」数えます。

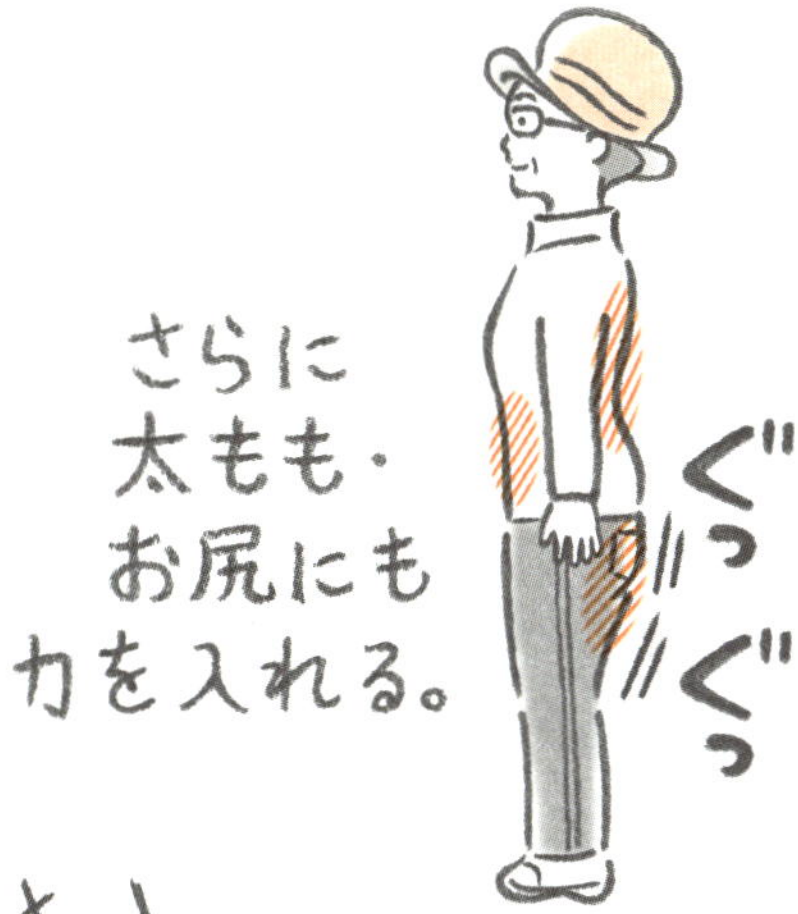
さらに
太もも・
お尻にも
力を入れる。
ぐっ ぐっ

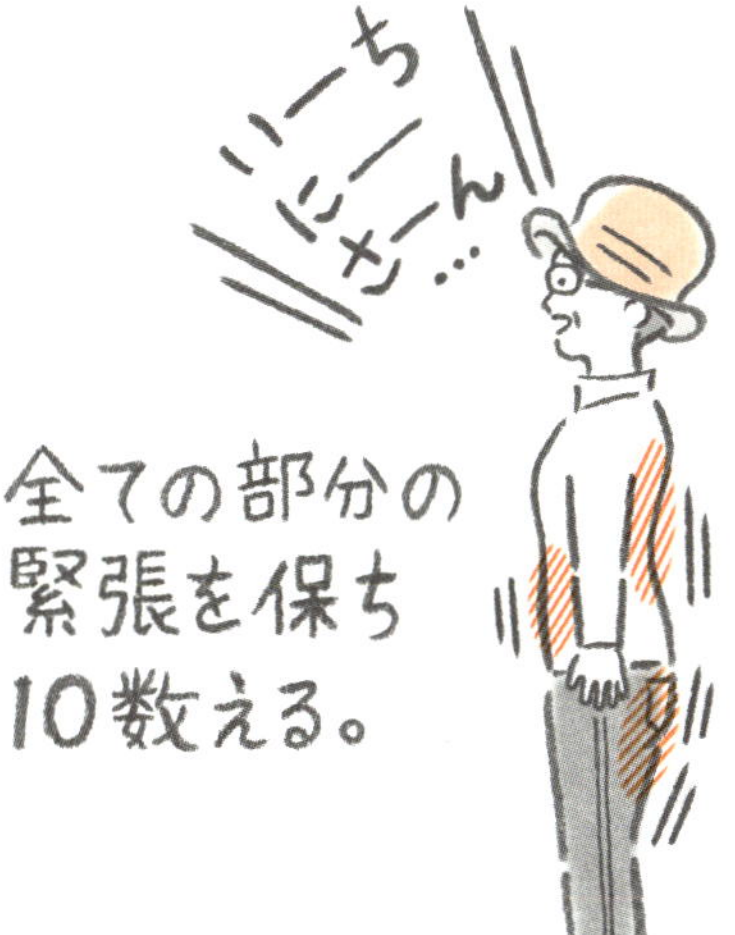
いーち
にーい
さーん…
全ての部分の
緊張を保ち
10数える。

ポイント

しっかりと筋肉が硬く
緊張した状態になっているか
意識して確認。

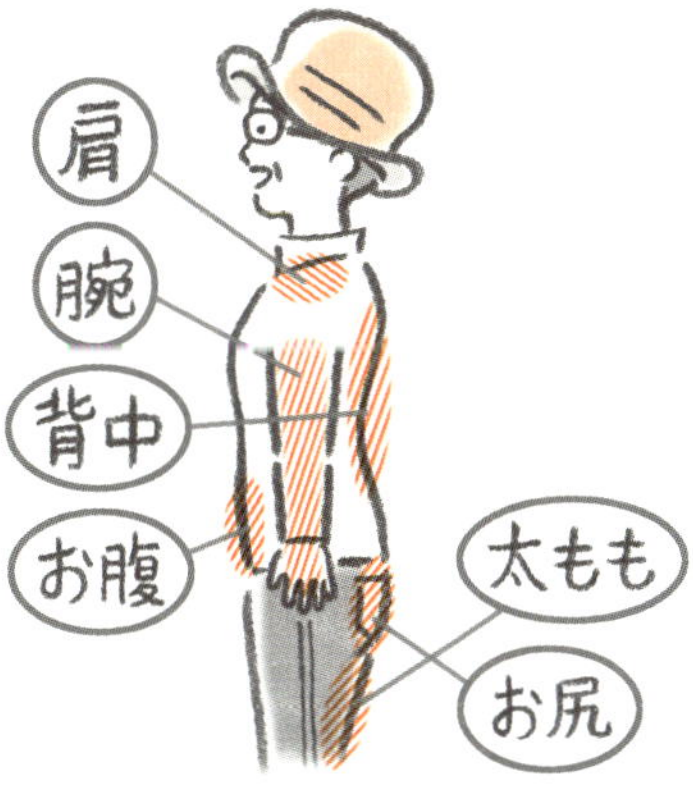
肩
腕
背中
お腹
太もも
お尻

❺息を吐いて力を抜き、リラックスします。

❻1〜5までを3セット行ないましょう。

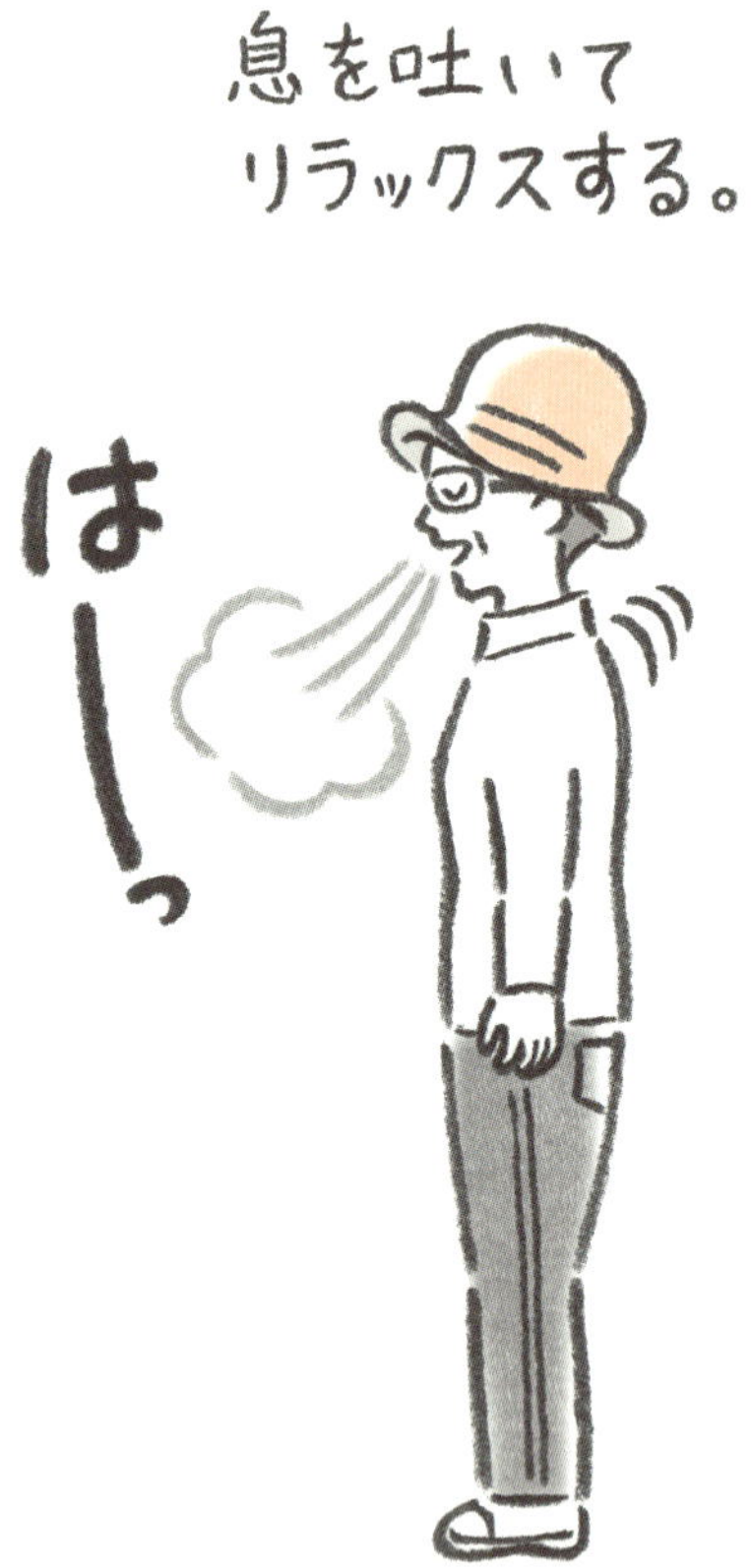
息を吐いて
リラックスする。
はーっ

注意点

■ 息を止めないようにしましょう。

■ 集中して行ないましょう。

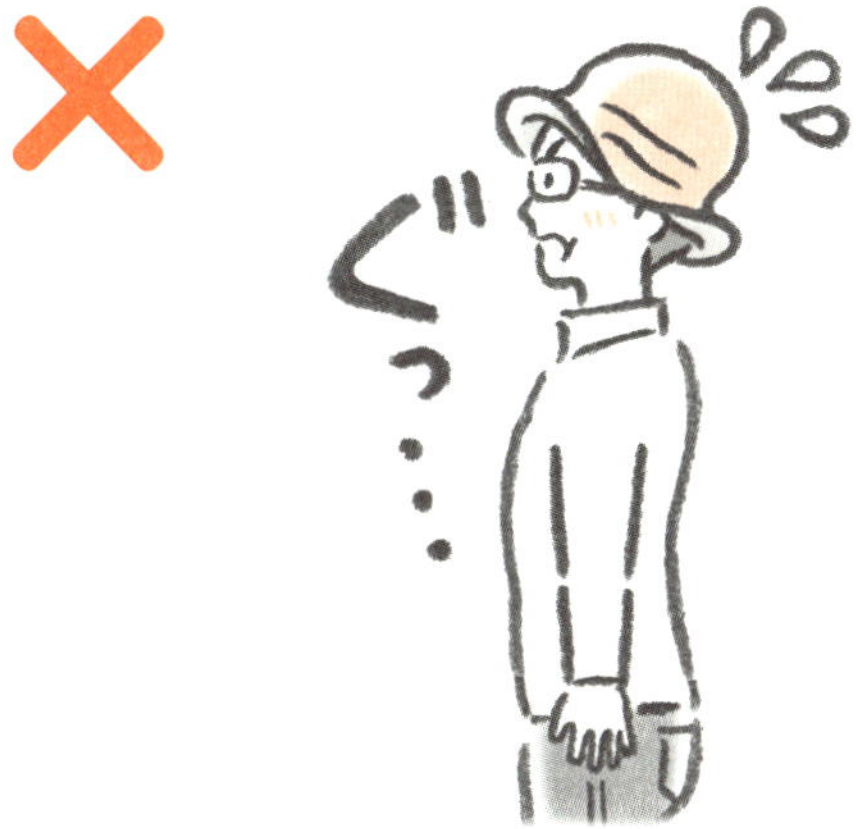

息を止める。

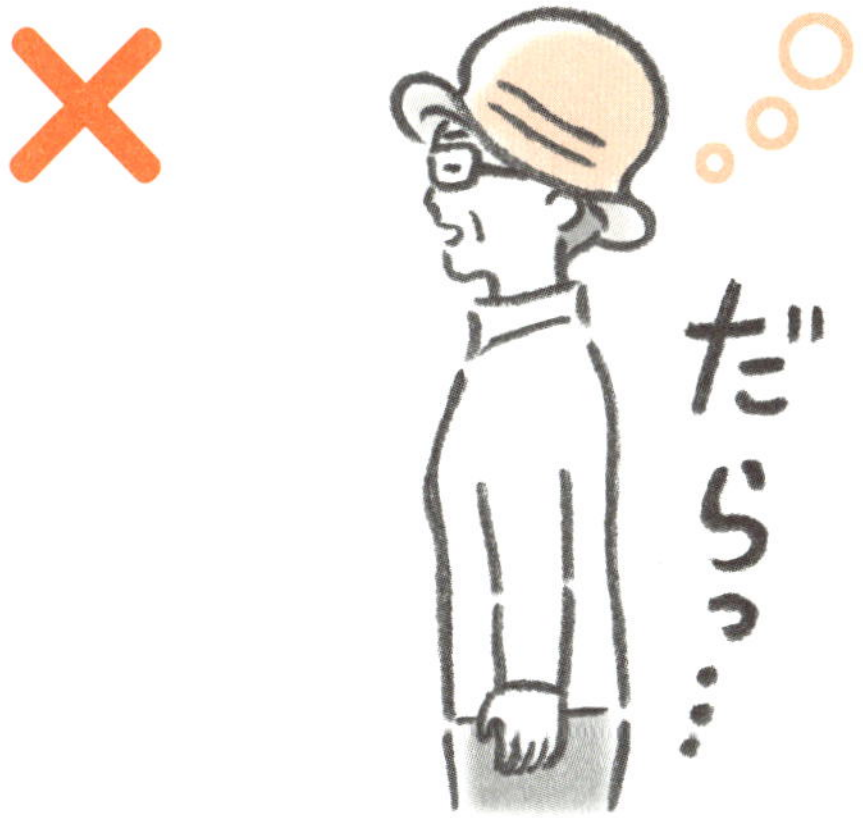

なんとなくやる。

6章

全身のびのび うんどう

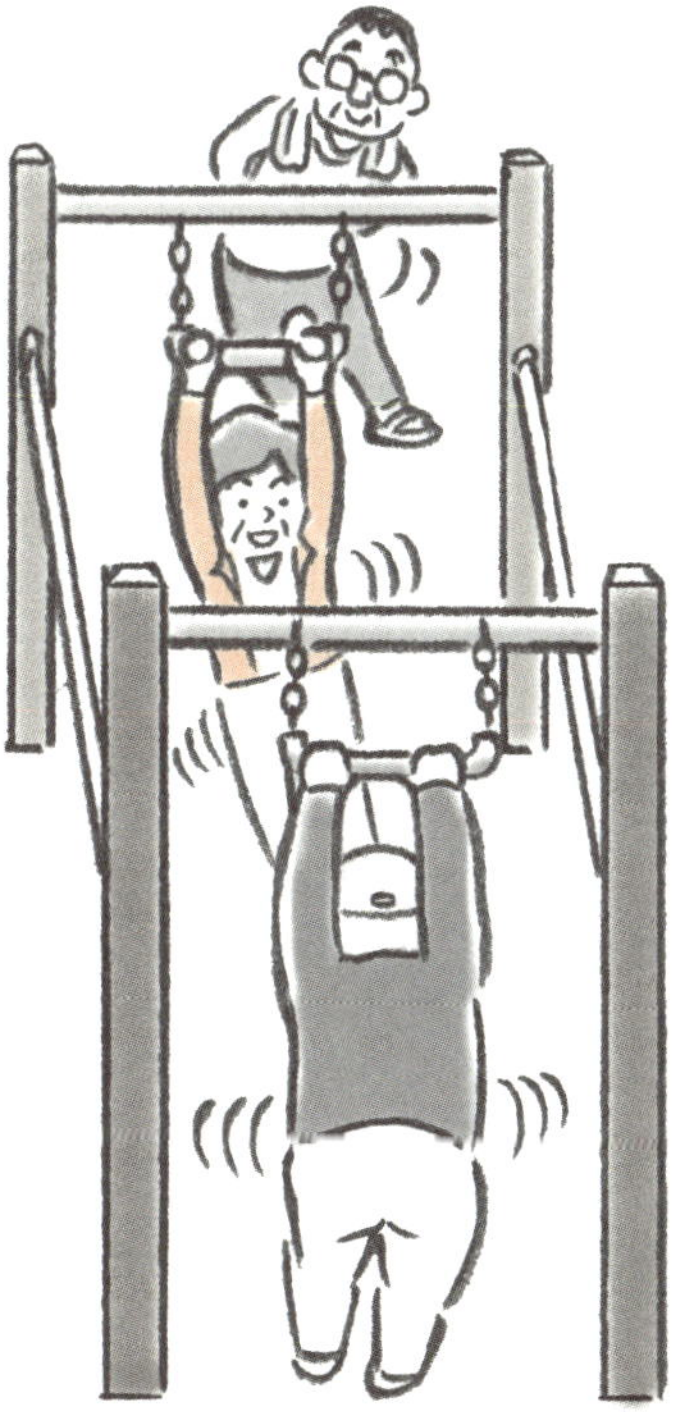

全身のびのびうんどうは、鉄棒遊具を使ったうんどうです。うんどうの最後に全身をストレッチし、疲れをとるうんどうです。「かいだんうんどう」「ふらつかないうんどう」で収縮させた筋肉を、このうんどうで伸ばしたり、ひろげたりすることで、筋肉のコリや疲労が残らなくなります。

*うんどう遊園以外での方法はP92で紹介しています。

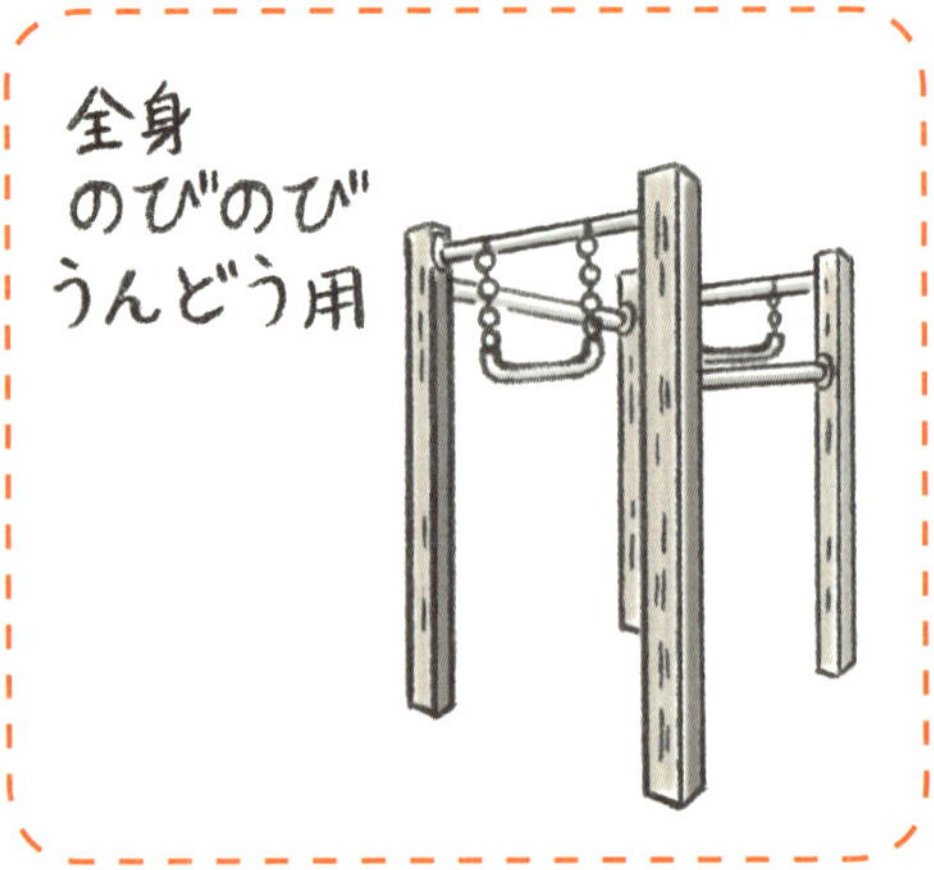

❶鉄棒の真下に立ち、鉄棒をしっかり握ります。

❷体を伸ばすことを意識しながら、腰を後ろに突き出します。

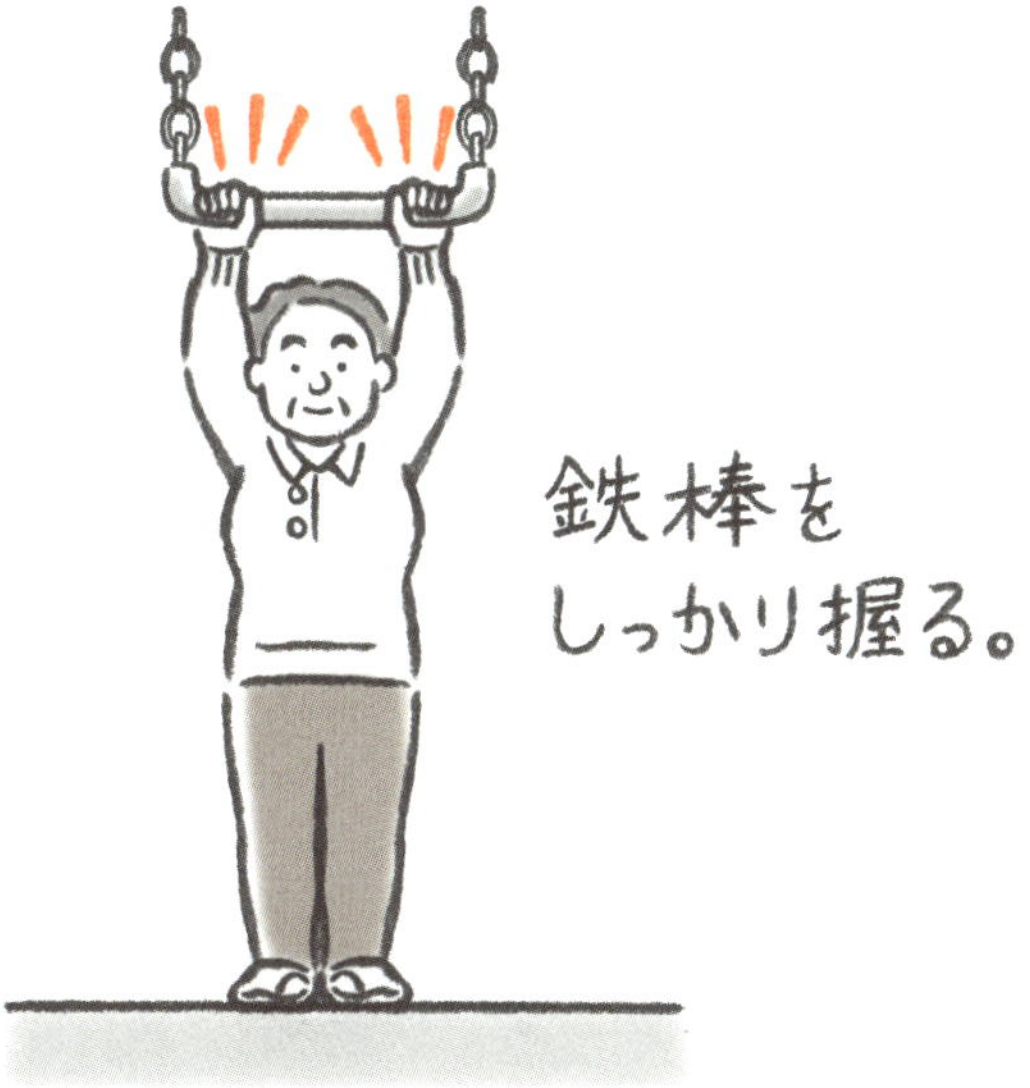
鉄棒を
しっかり握る。

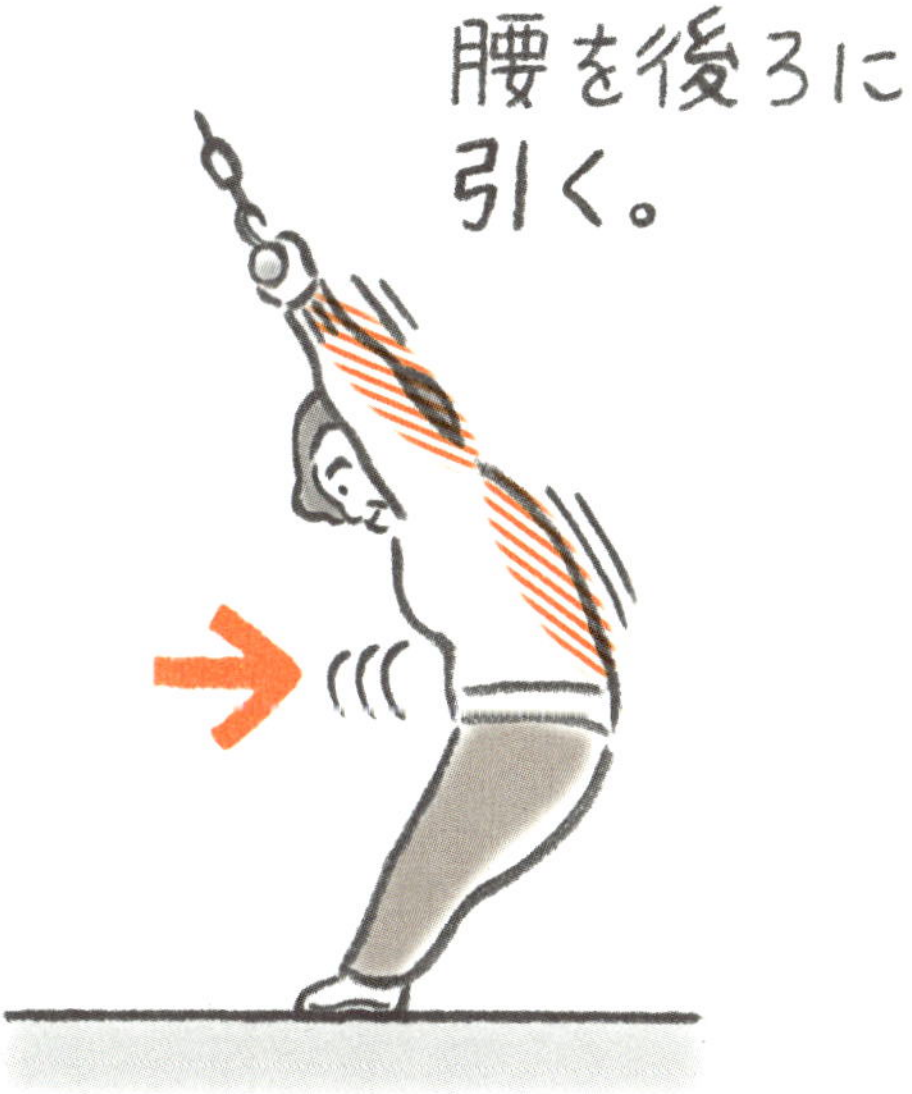
腰を後ろに
引く。

❸次は左右どちらでも良いので、腰を横に持っていくようにします。回すような感じです。

❹次はおへそを前に突き出すようにして、腰を前に出して、体を伸ばします。

❺そして今度は反対側の横へ、腰を持っていきます。

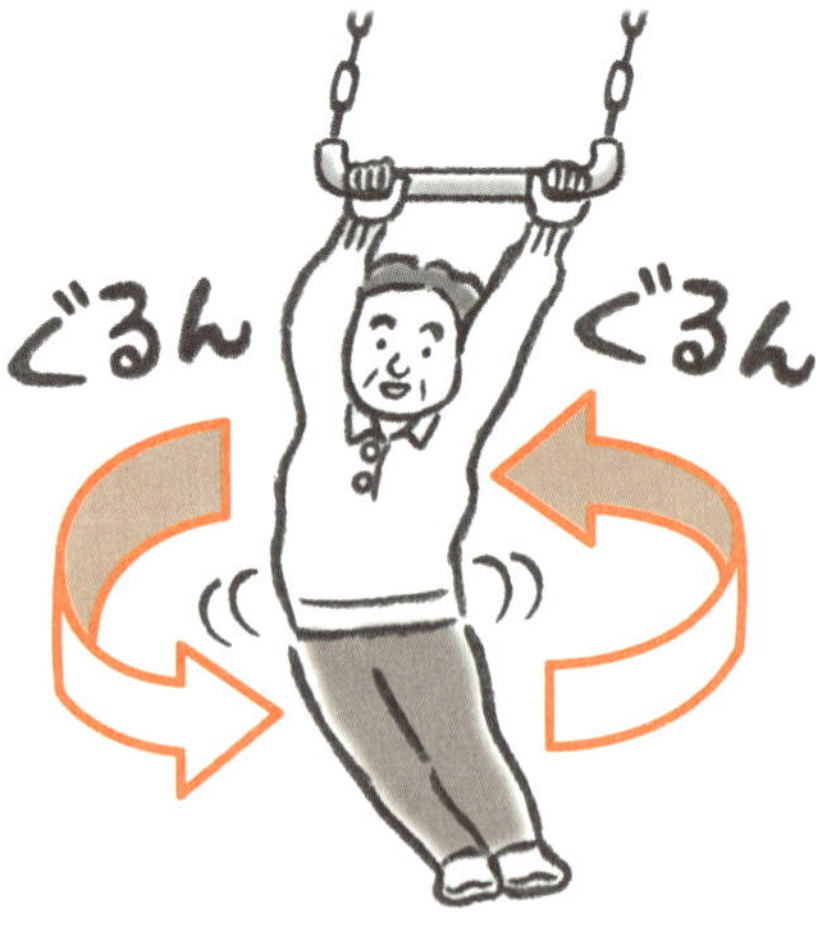

ゆっくり腰を回す。

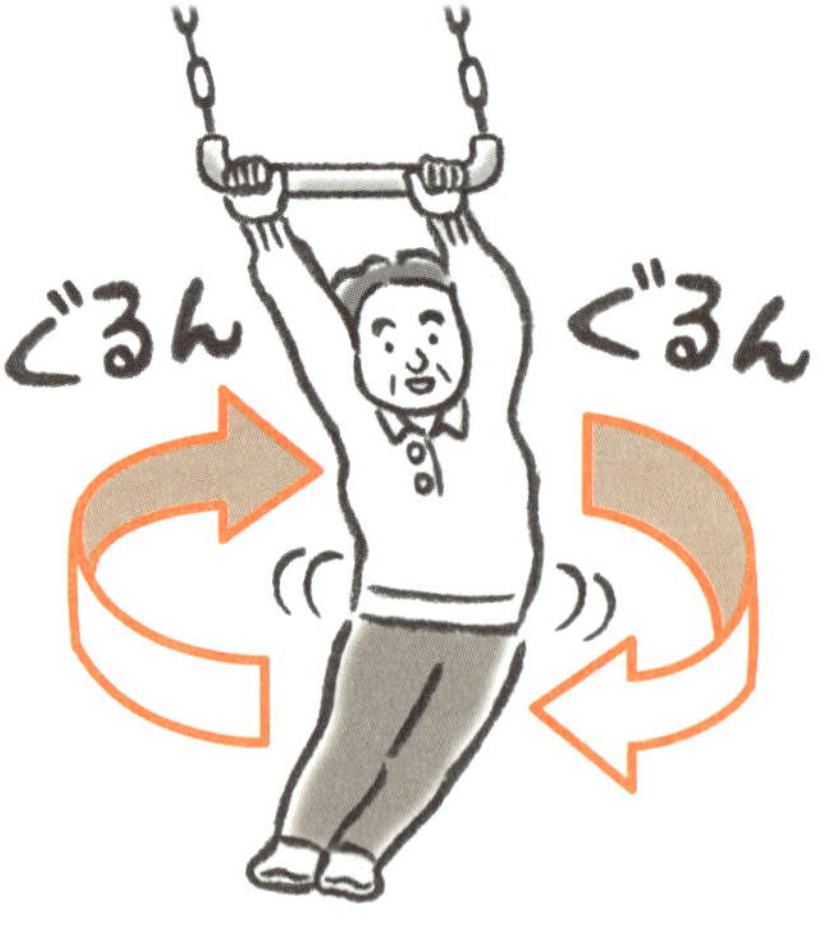

反対も。

❻最後に再び、できるだけ腰を後ろに引き、お尻を突き出して、大きく息を吐きます。

反対方向も同じように行ないます。

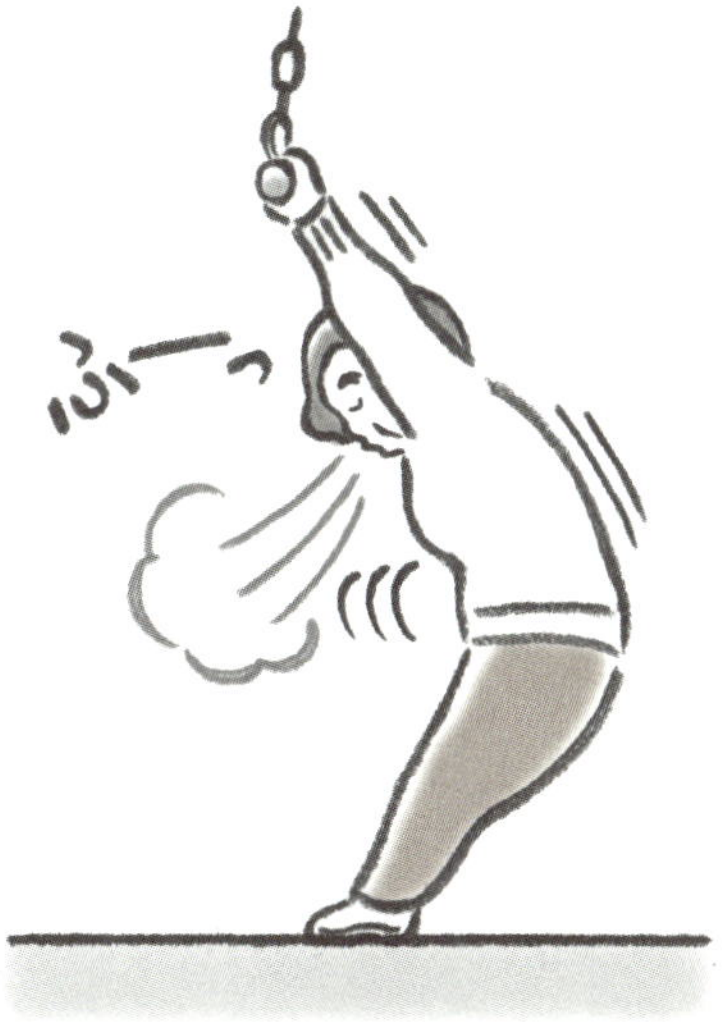

最後に腰をできるだけ
後ろに突き出す。

そのまま大きく
息を2回吐く。

ポイント

力が入らない
ように。

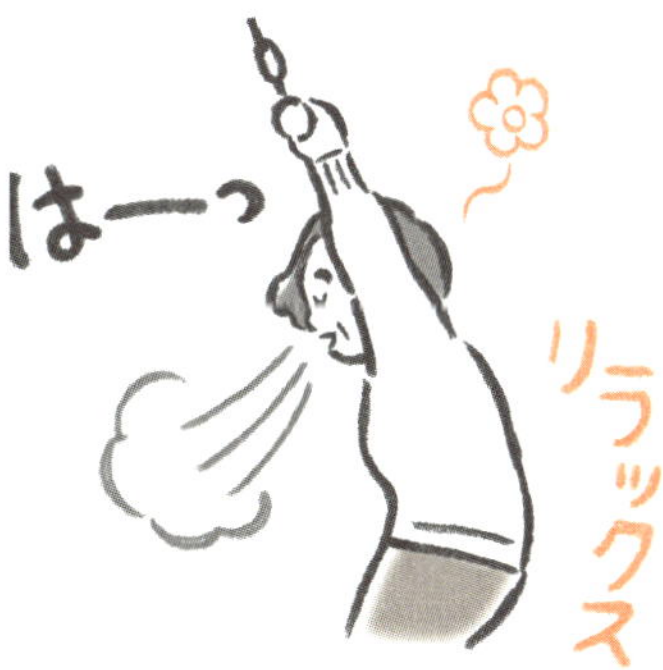

❼元に戻り、鉄棒からゆっくり手を放します。
息を吐くことを意識し、力が入らないようにしましょう。

❽終わったら、首の付け根の筋肉を縮めるように意識しながら、両肩を上へ上へと持ち上げます。

❾イチ・ニーのサン！で、いっぺんに息を吐いて力を抜きます。２回行ないましょう。

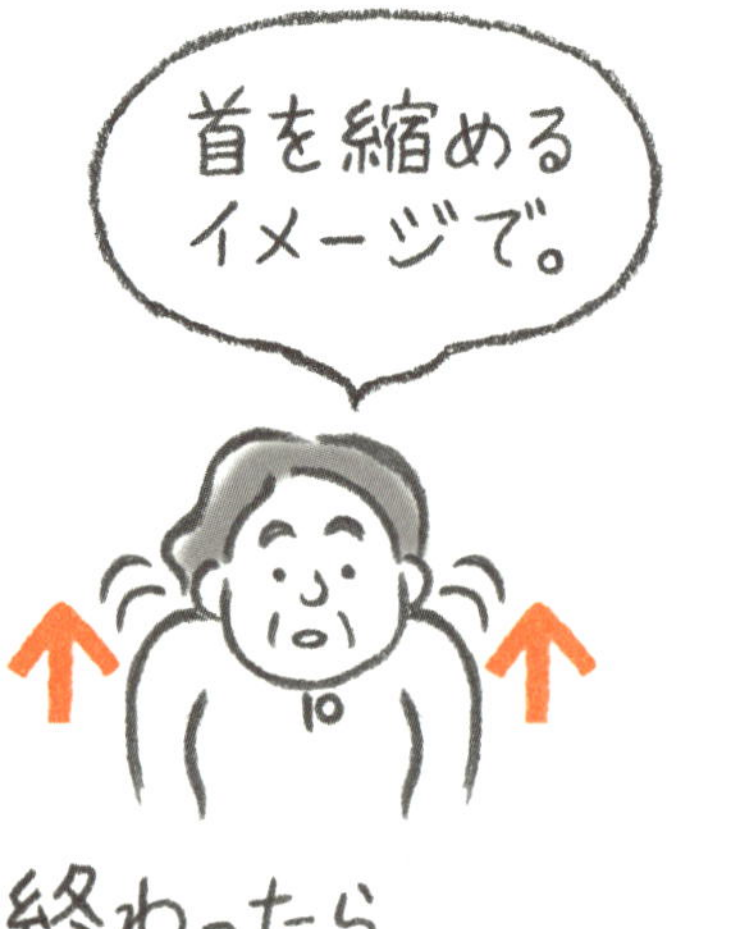
首を縮める
イメージで。

終わったら
肩を耳に近づける。

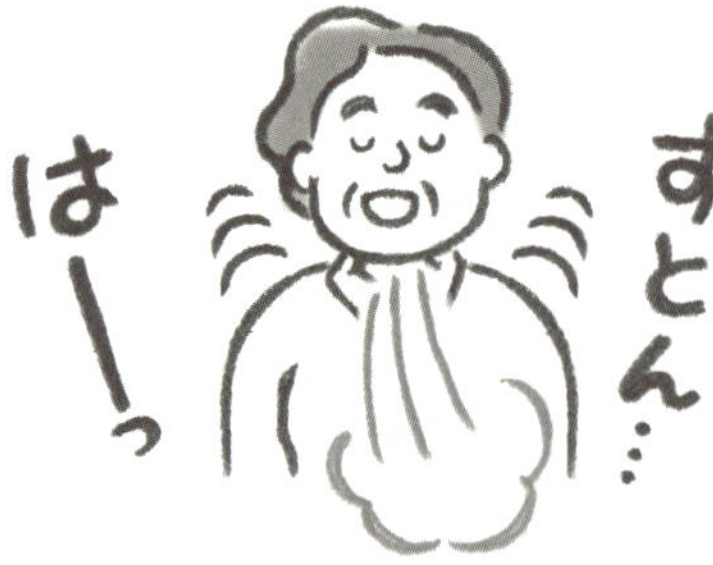
はーっ
すとん…

息を吐いて
脱力する。

ポイント

1〜9までが1セットです。3セット行ないましょう。

注意点

■勢いをつけて回さないようにしましょう。関節や筋肉を痛めることがあります。

■全身が伸ばされていることを感じながら、ゆっくり行ないましょう。

■呼吸を止めないように気をつけましょう。

目的

《上半身のストレッチ》

上半身の筋肉の緊張を緩め、全身をリラックスさせます。

《肩関節と腰のストレッチ》

肩こりと腰痛を和らげ、腕を動かしやすくします。

効果

●全身の疲労を回復させます。
●肩こりや腰痛を予防、改善します。

〈こんなときにオススメ〉

□体（特に上半身）の疲れがなかなか抜けない。
□肩こり、腰痛がある。
□体が硬い、重い。

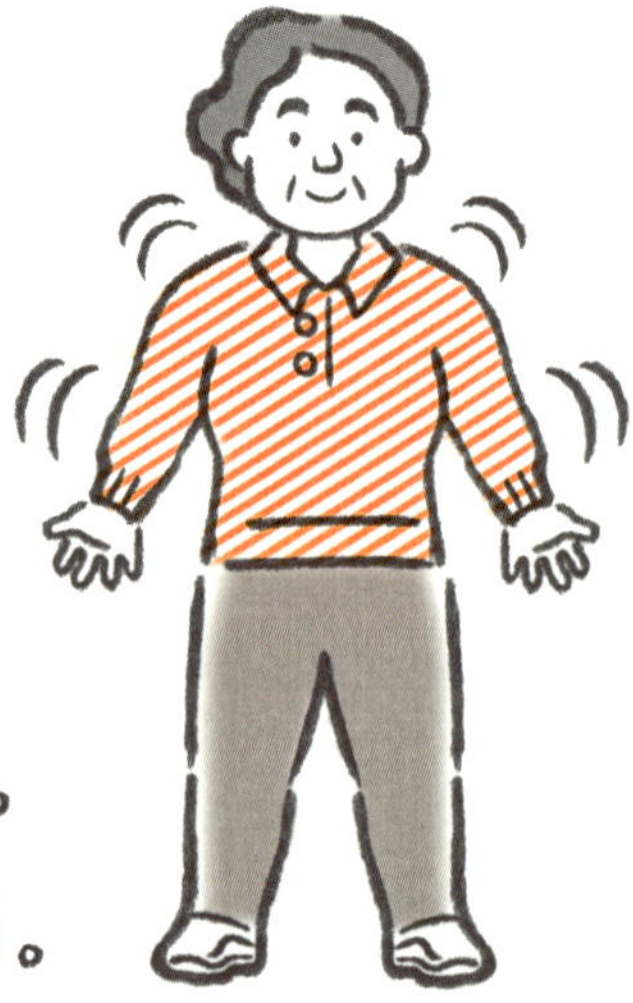

上半身の筋肉をゆるめる。

肩こりと腰痛を和らげる。

腕と腰を動かしやすくする。

体の疲れが
抜けない。

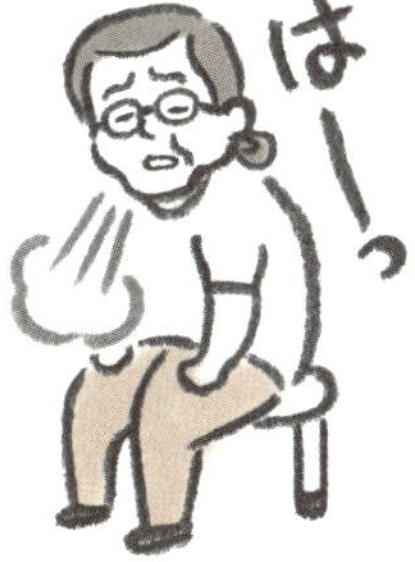

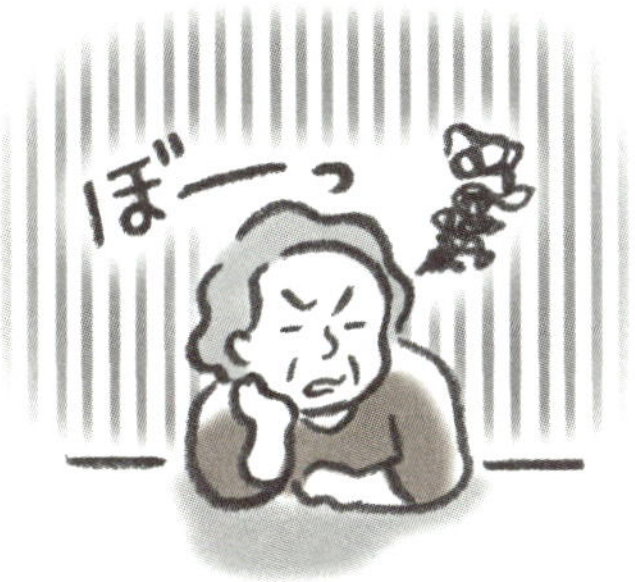

気分転換を
したいとき。

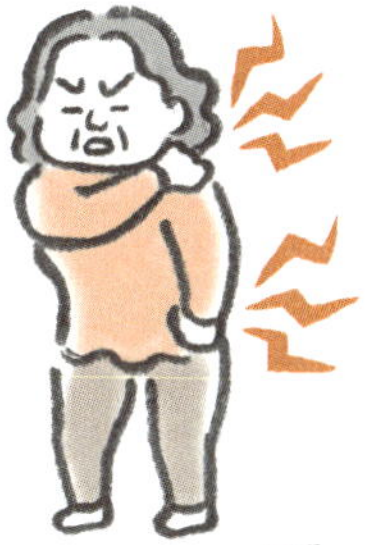

肩こり・腰痛
がある。

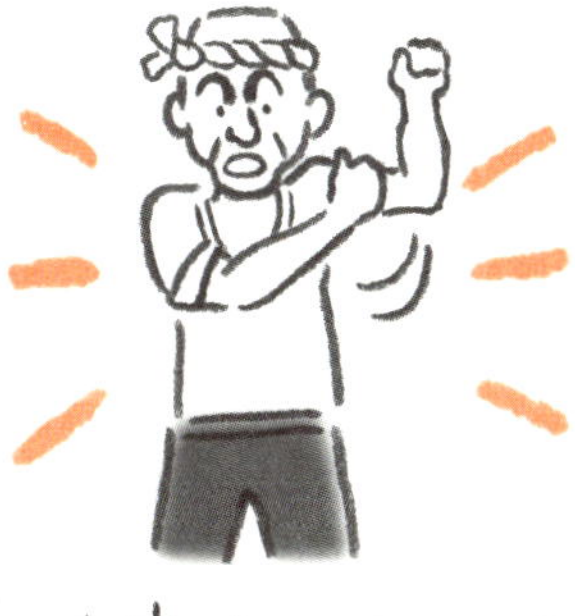

力仕事をしたとき。

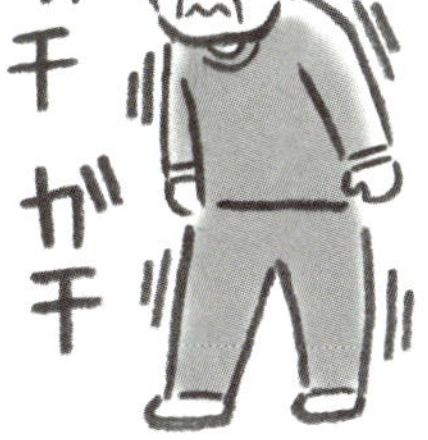

体が硬い。

〈うんどう遊園以外での方法〉

❶両手を上げ、片方の手で、もう一方の手の親指をつかみます。

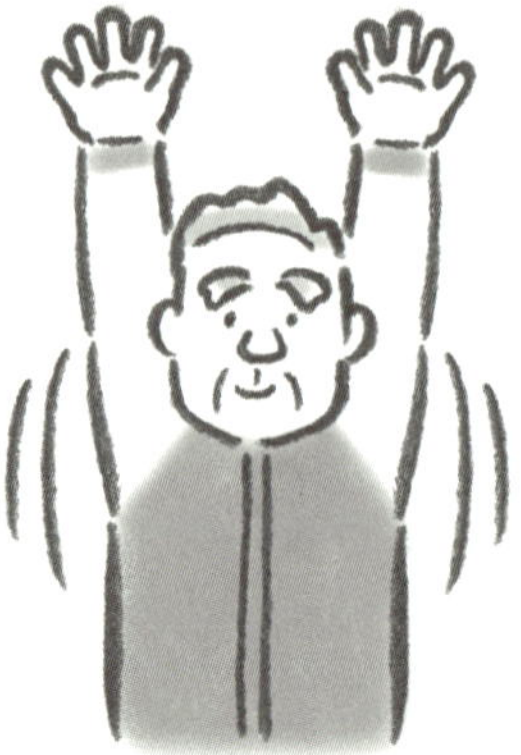

両手を上げる。

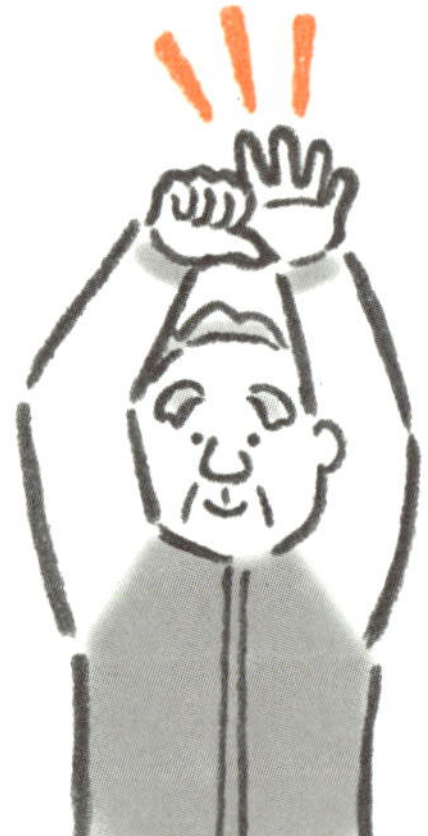

片方の手で
もう一方の手の
親指をつかむ。

❷ひじをしっかり伸ばして、真上に伸び上がるように意識し、息をゆっくり吐きながら親指を引くように上体を横に倒し、脇を伸ばします。そして腰を外側に押し出して「5」数えます。

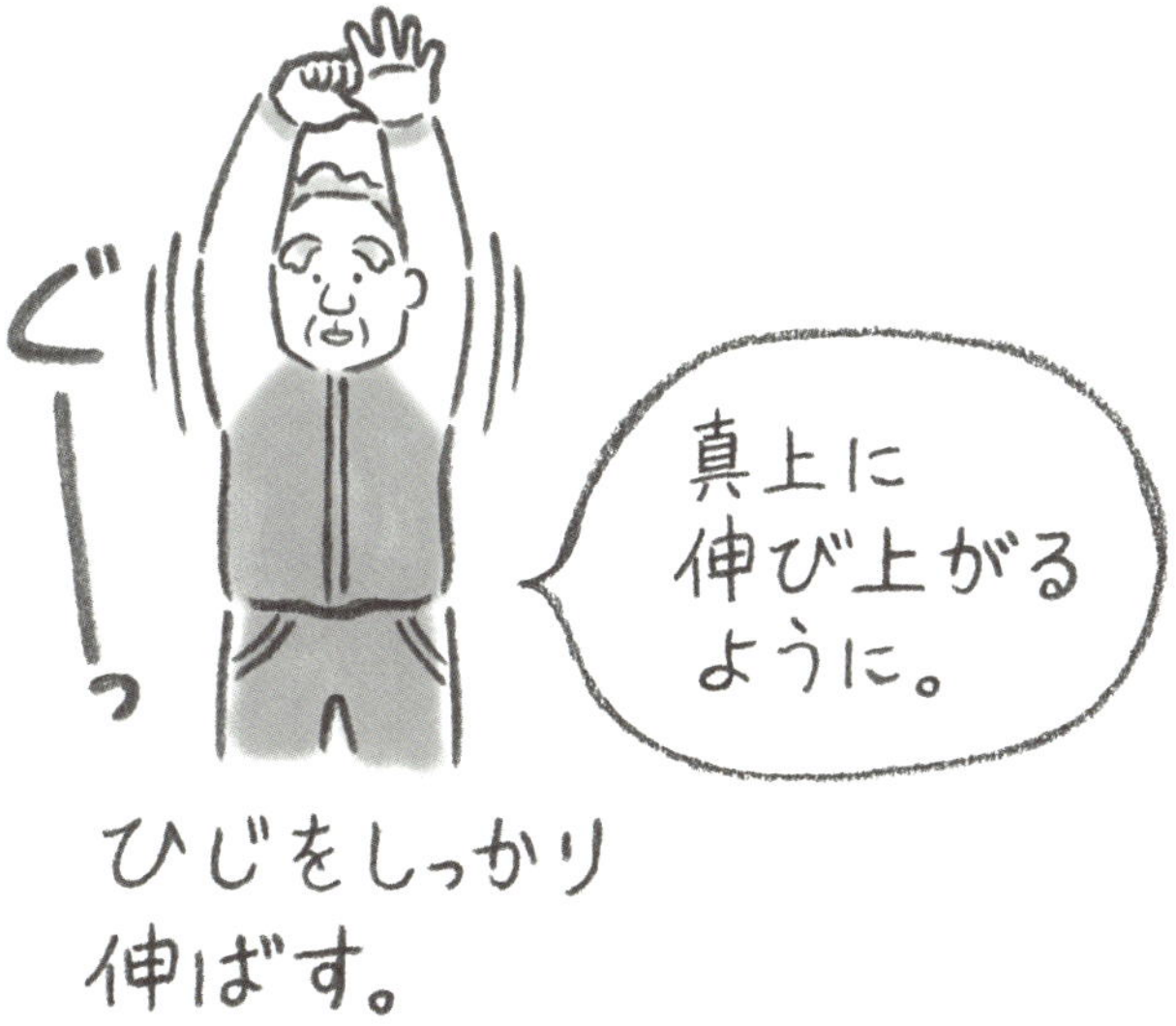
ぐーっ
真上に
伸び上がる
ように。
ひじをしっかり
伸ばす。

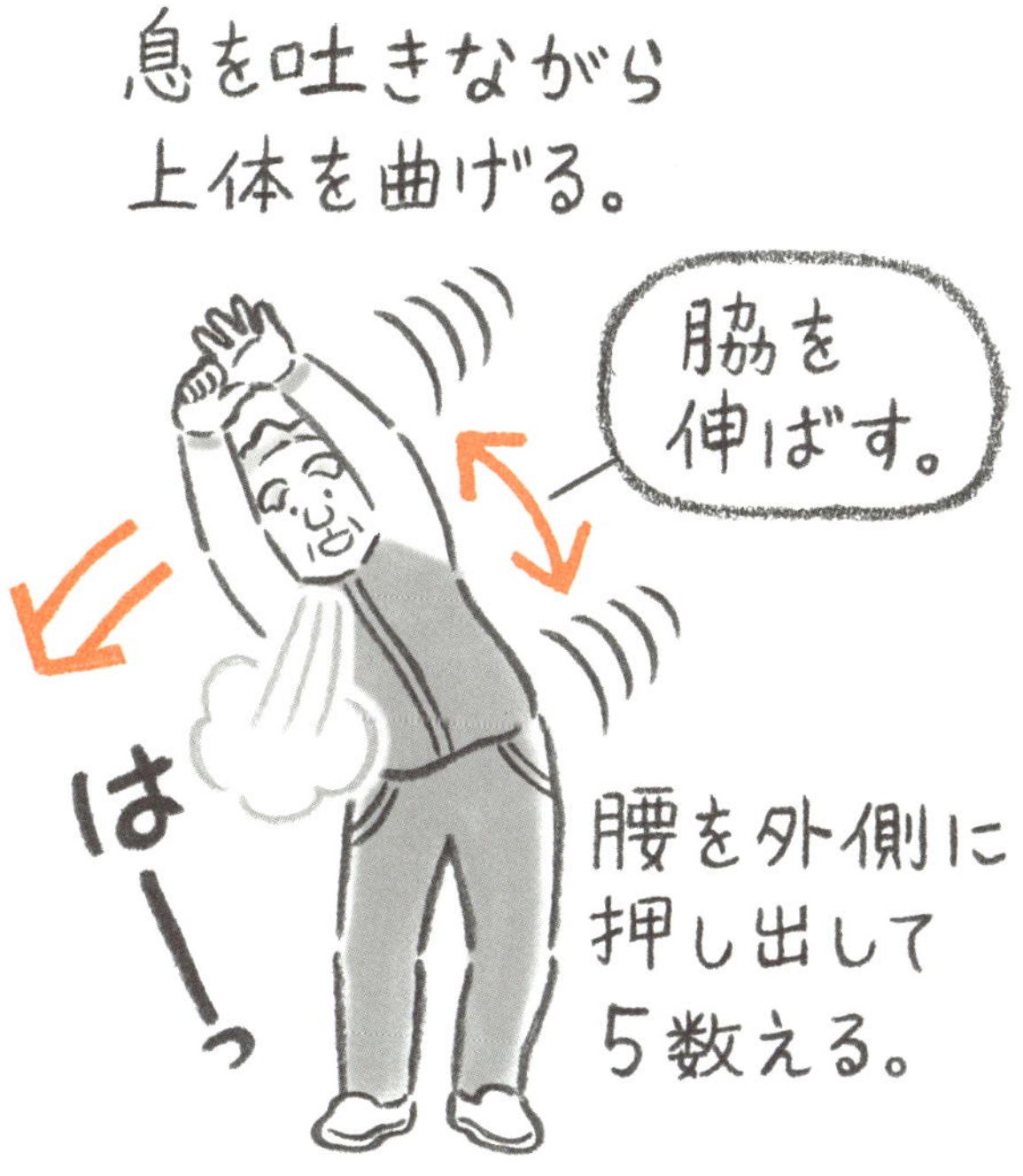
息を吐きながら
上体を曲げる。
脇を
伸ばす。
はーっ
腰を外側に
押し出して
5数える。

❸息を吸いながら上体を起こし、反対の親指に持ちかえて同じように行ないます。2～3回繰り返します。

❹1～3までを1回3セット行ないましょう。

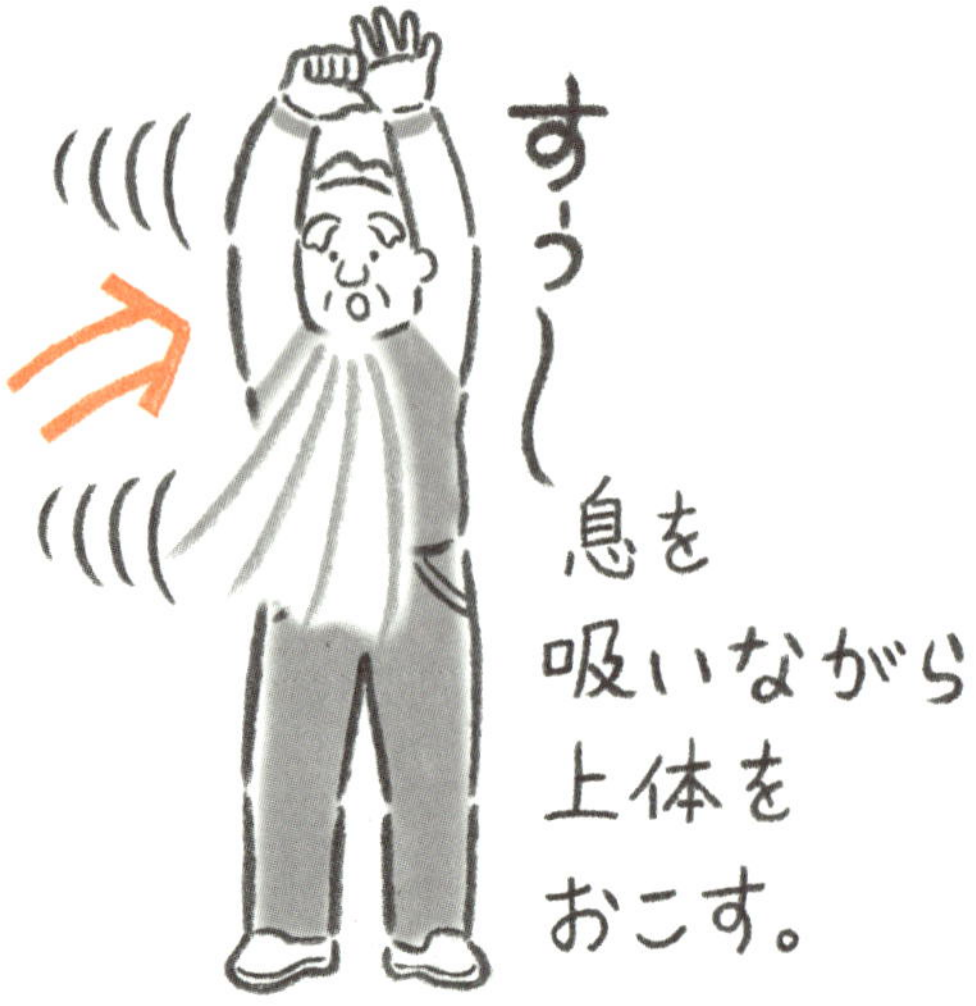
すぅ～
息を吸いながら上体をおこす。

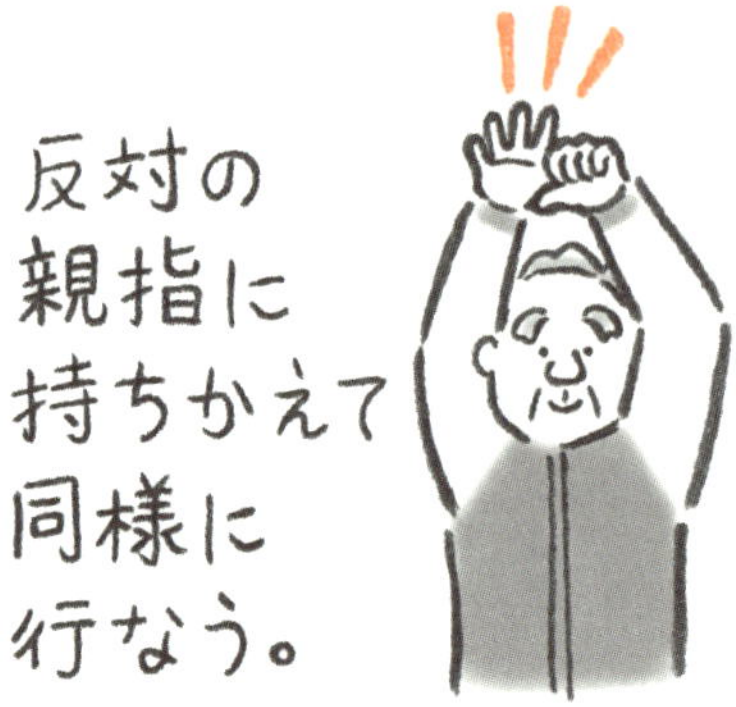
反対の親指に持ちかえて同様に行なう。

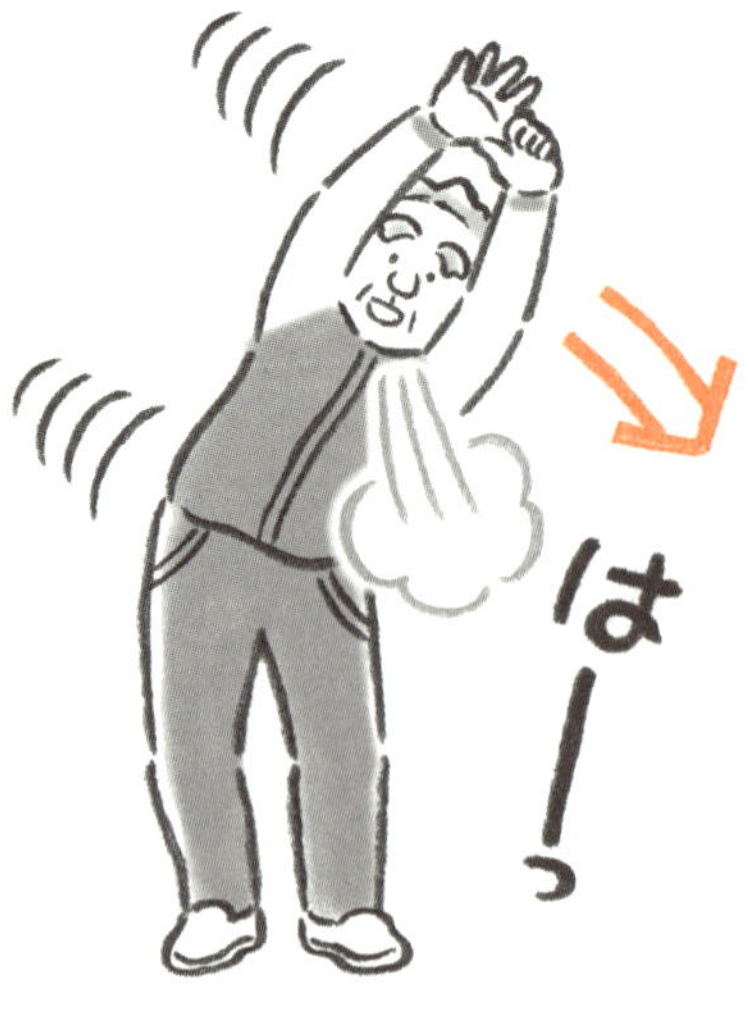
はーっ

ポイント
ゆっくりと行なう。

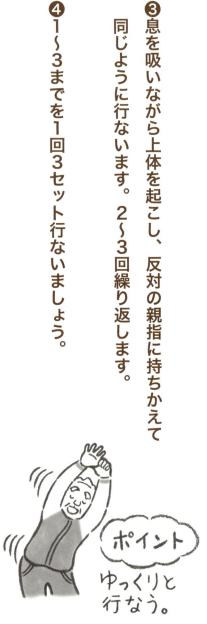

❺終わったら、首の付け根の筋肉を縮めるように意識しながら、両肩を上へ上へと持ち上げます。

❻イチ・ニーのサン！でいっぺんに息を吐いて力を抜きます。２回行ないましょう。

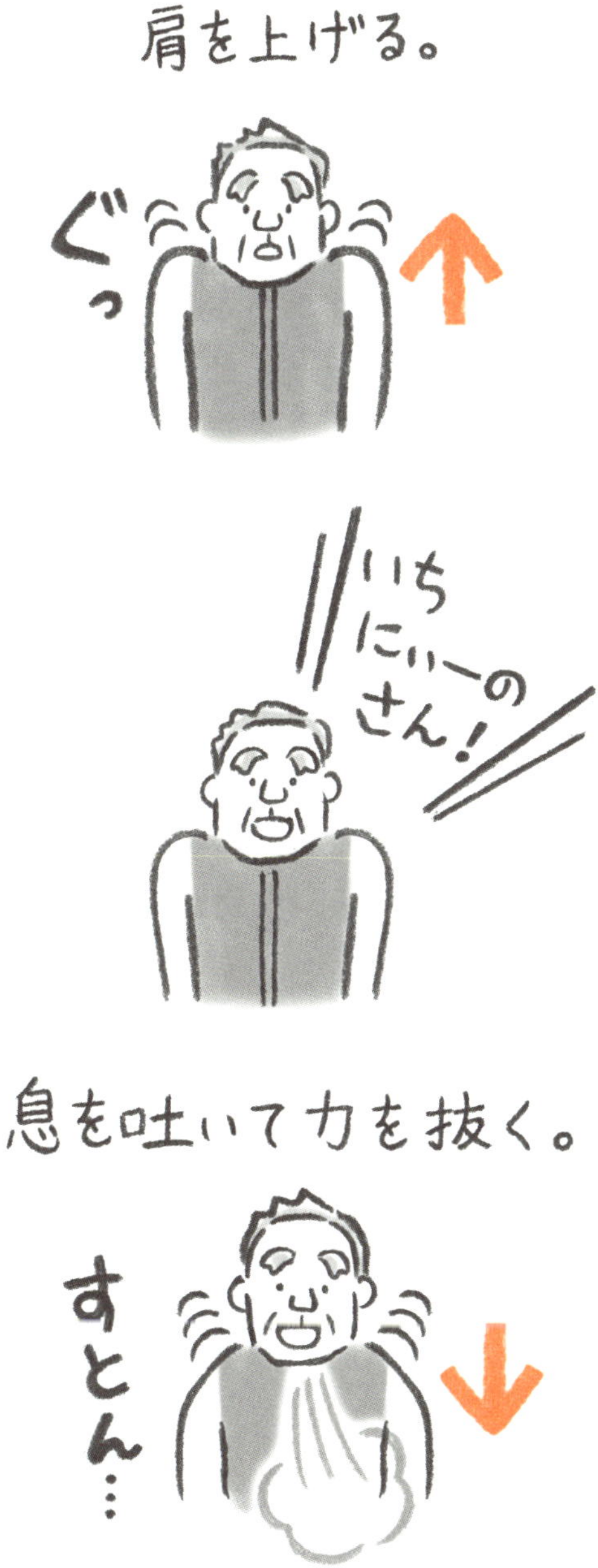
肩を上げる。
ぐっ
いち
にぃーの
さん！
息を吐いて力を抜く。
すとん…

注意点

■勢いをつけないようにしましょう。
■息を止めないようにしましょう。

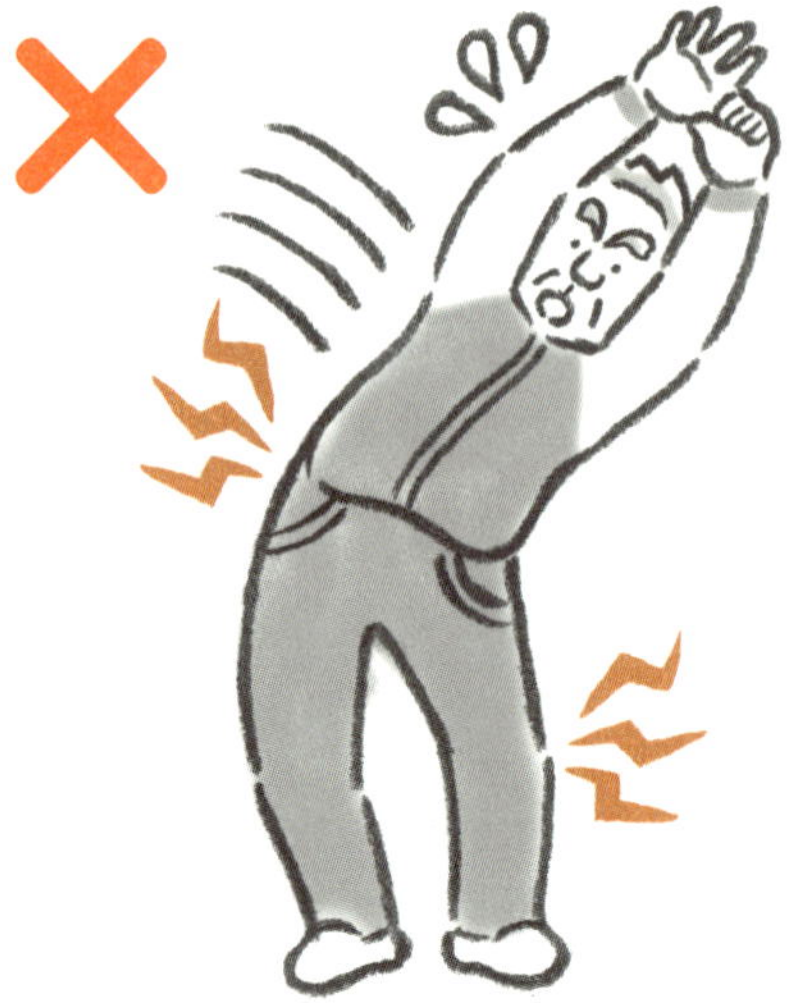

勢いをつけて
行なわない。

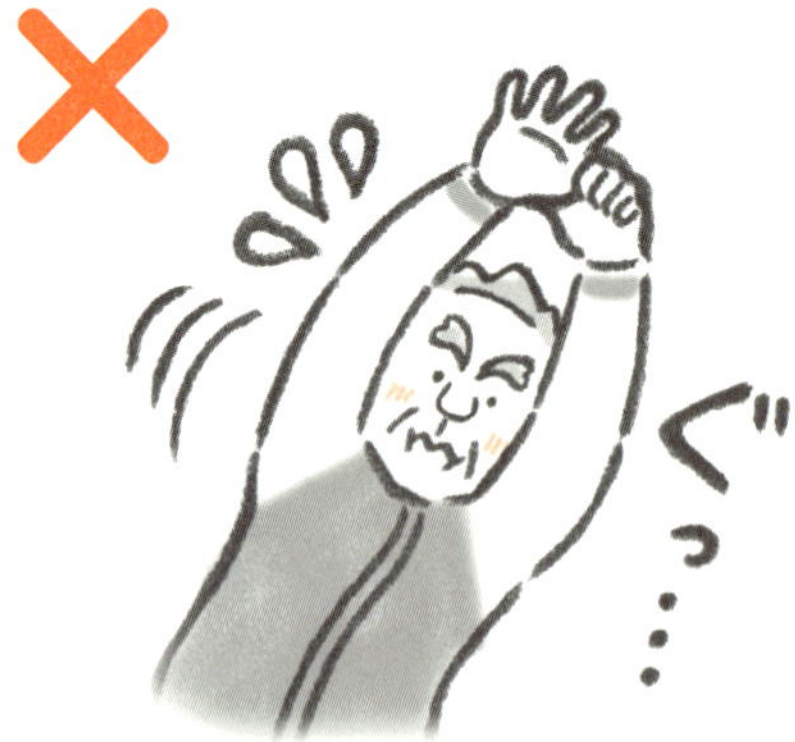

息を止めない。

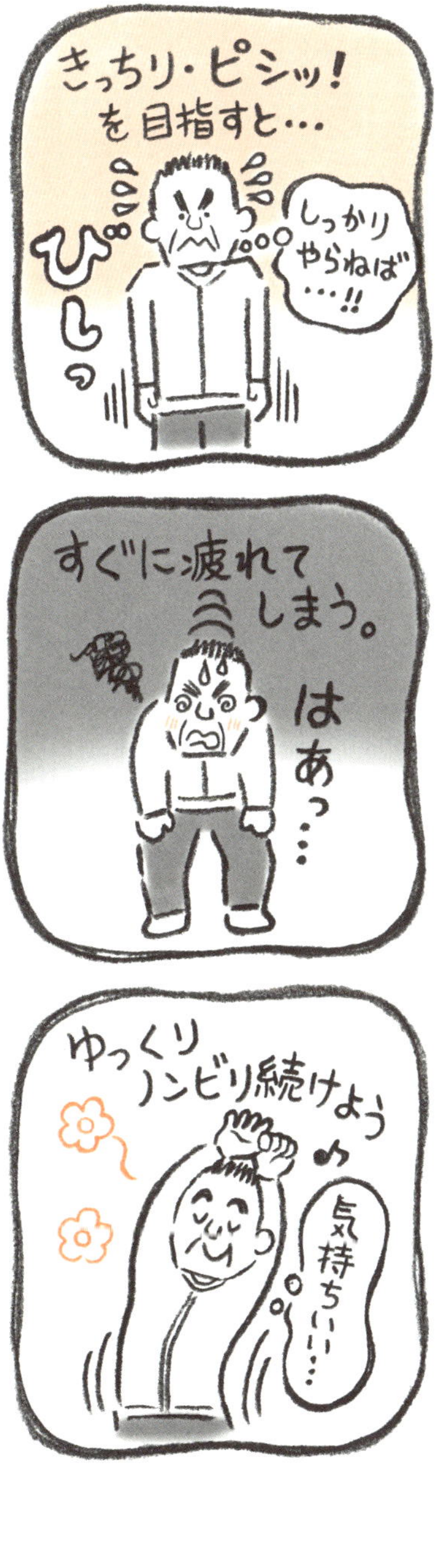
きっちり・ピシッ！
を目指すと…
びしっ
しっかりやらねば…!!
すぐに疲れてしまう。
はあっ…
ゆっくりノンビリ続けよう♪
気持ちいい…

7章

ありがとう
うんどう

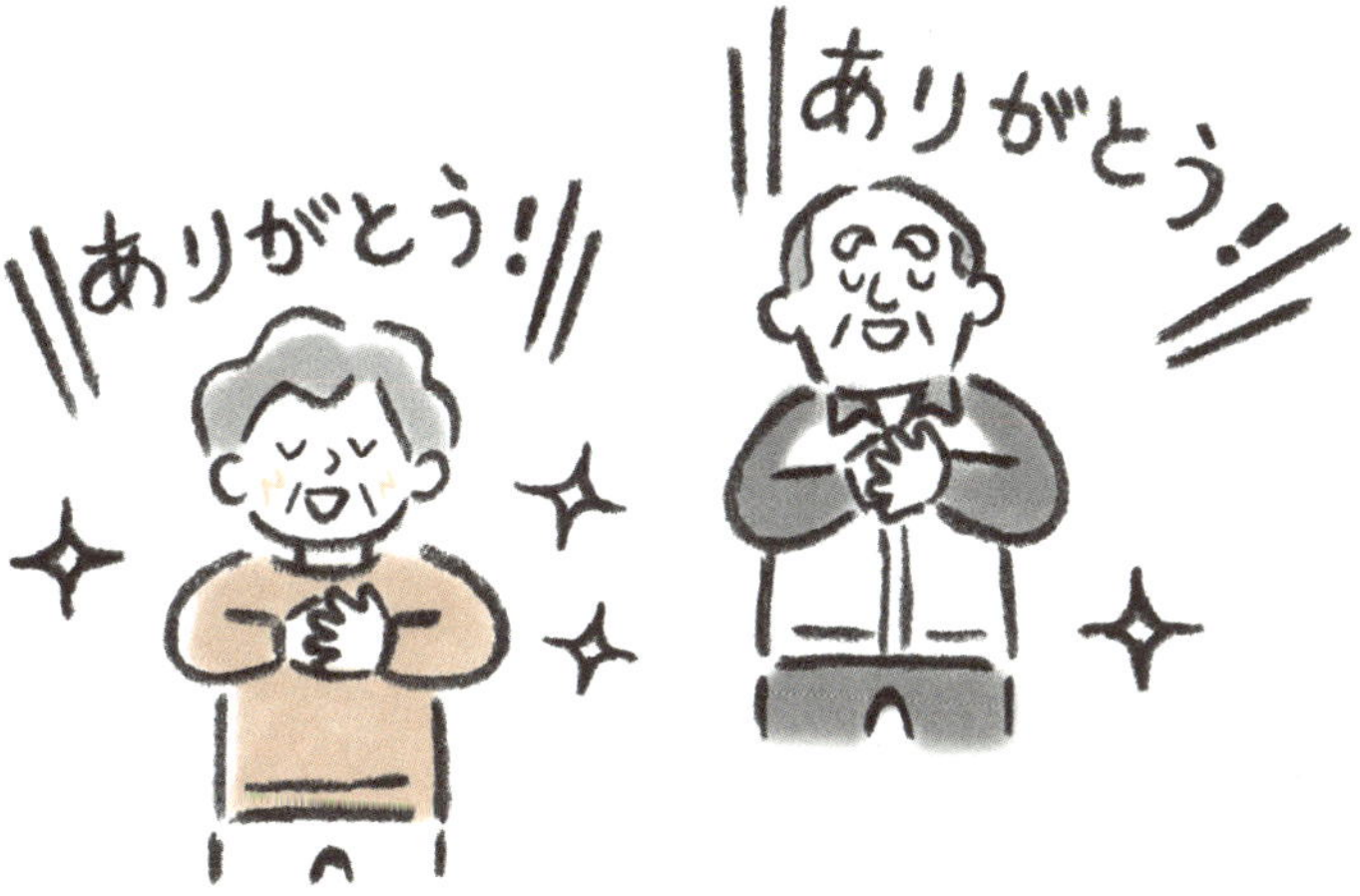

ありがとううんどうは一日の終わりにするうんどうです。夜お風呂に入っているときや寝る前に「今日も一日よく動いてくれて、ありがとう」と自分の体に感謝しましょう。特によく使う、腕や肩の疲れをとるためのうんどうです。

ありがとううんどうには「腕の疲れをとるうんどう」「肩の疲れをとるうんどう」「全身ツボのうんどう」の3つがあります。

ありがとううんどうの前に、深呼吸をしてリラックスしましょう。

〈腕の疲れをとるうんどう〉

❶片方の腕を、手のひらを上に向け真っ直ぐ前に伸ばします。

❷もう一方の手で、伸ばしている手の指先をつかんで、手前（自分の体の方）に引っ張ります。

❸痛みを感じる少し手前で止めます。

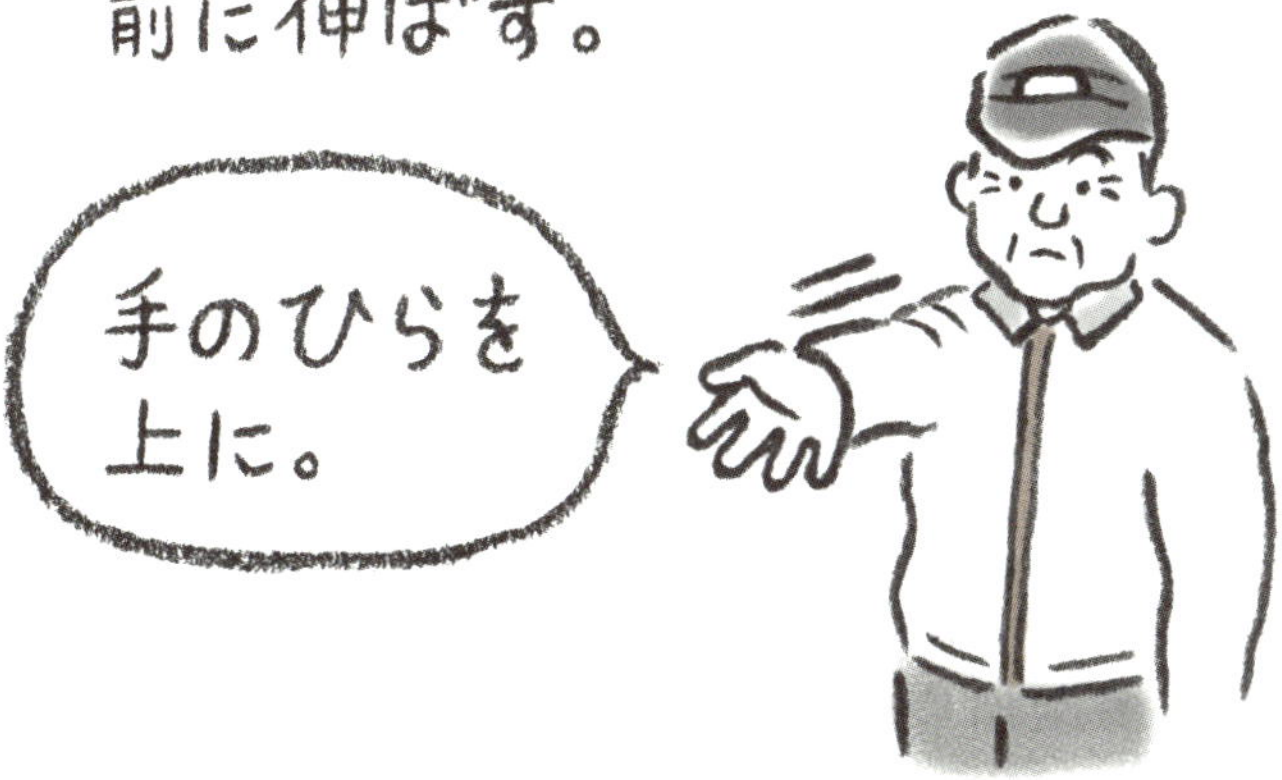
片方の手を
前に伸ばす。
手のひらを
上に。

手の指先を
つかむ。

❹伸ばしている腕のひじを曲げないように注意しながら、呼吸を止めずに「イーチ、ニー、サーン」と、「10」数えます。

❺反対も同じように行ないます。

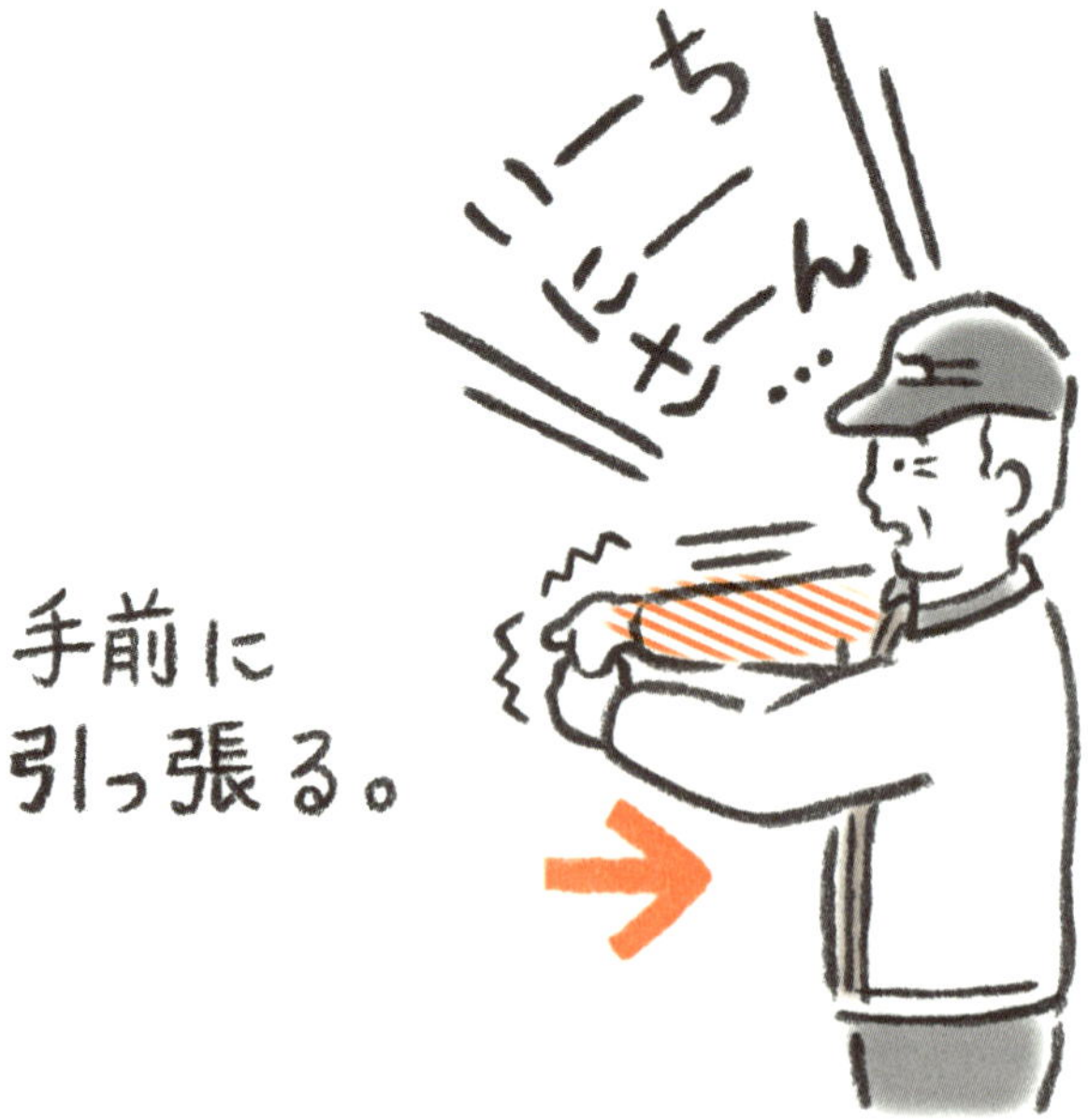

〈肩の疲れをとるうんどう〉

❶片方の手を、反対側の肩に軽く乗せます。

❷もう一方の手をひじに当て、あごの下に押し込むように力を入れます。

❸肩（肩関節）のまわりの筋肉が伸びていることが意識できたら、呼吸を止めずに「イーチ、ニー、サーン」と、「10」数えます。

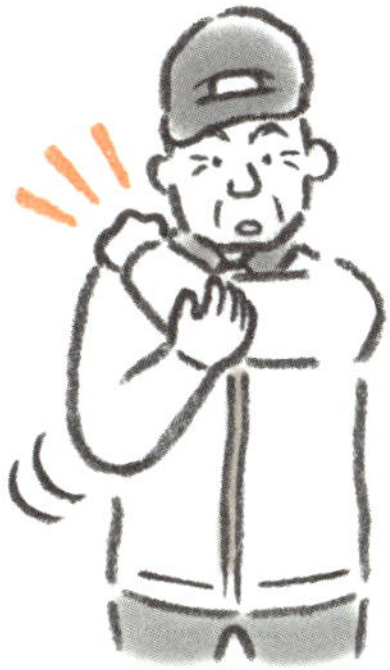

手を反対側の肩に乗せる。
もう一方の手をひじに当てる。

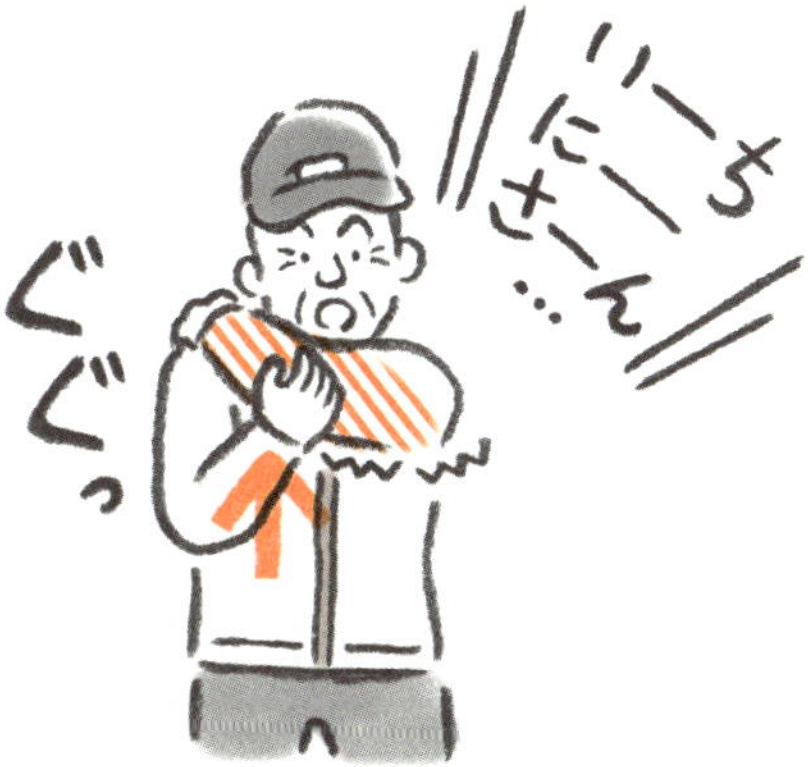

いーち
にー
さーん…
ぐぐっ
あごの下に押しこむように力を入れる。

❹反対も同じように行ないます。

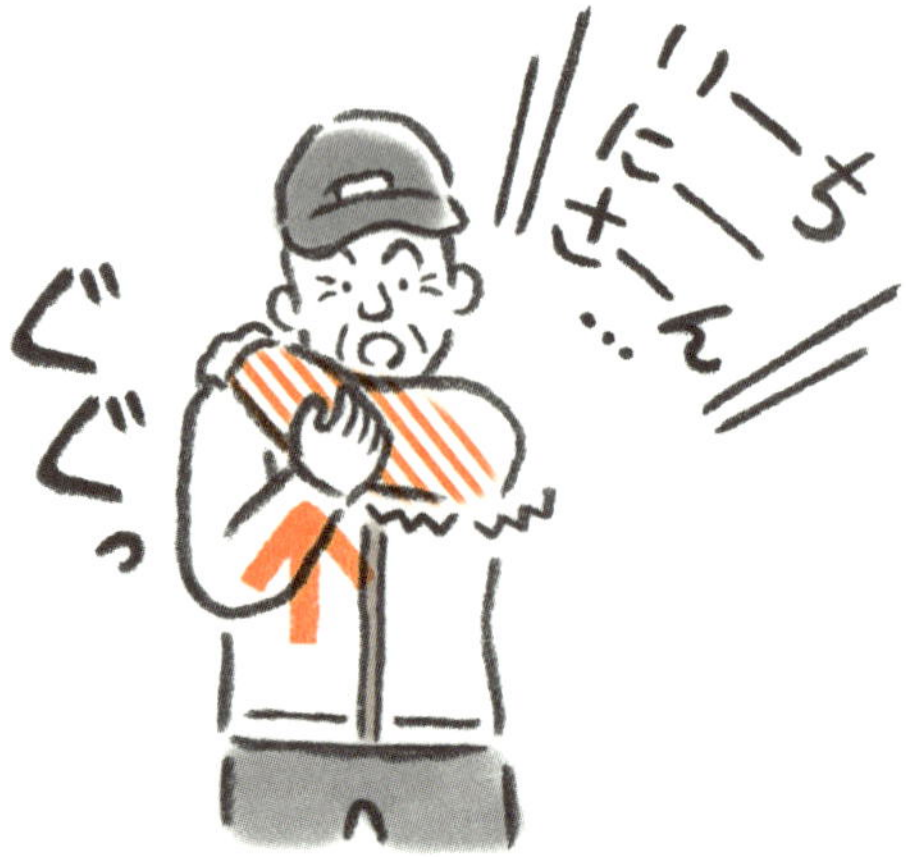
いーち
にー
さーん…
ぐぐっ

あごの下に
押しこむように
力を入れる。

反対も。

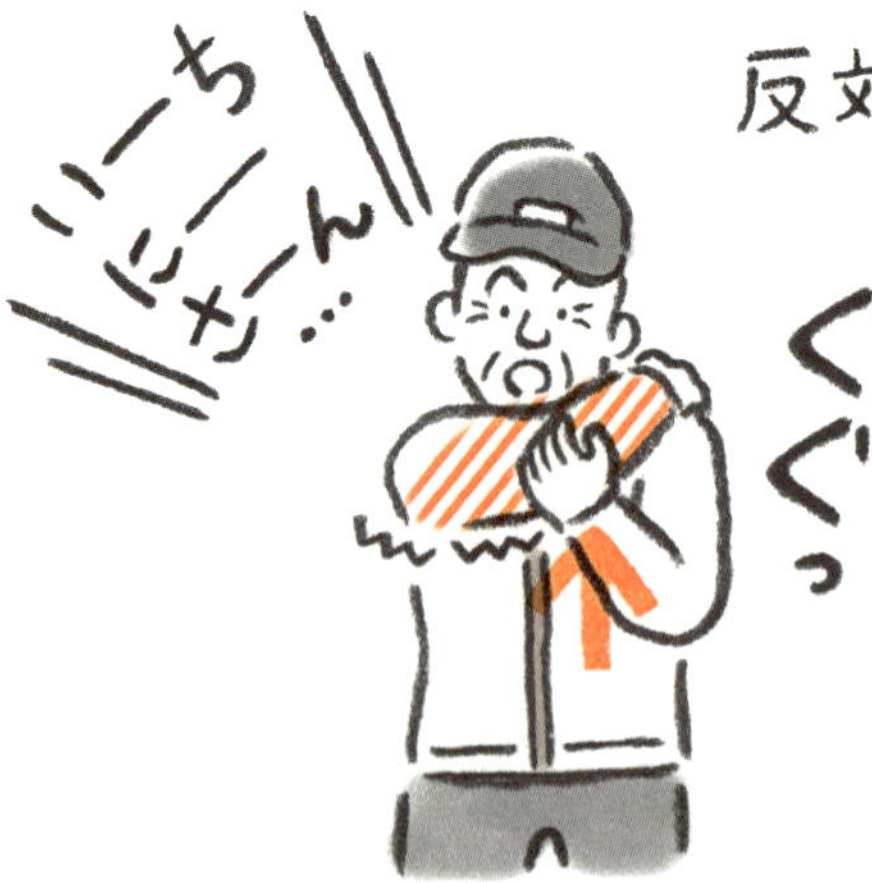
いーち
にー
さーん…
ぐぐっ

〈全身ツボのうんどう〉

＊手のひらには体中のツボが集まっています。

❶片方の腕を、手のひらを正面に向けて、真っ直ぐ前に伸ばします。

❷もう一方の手で、伸ばしている手の指先を、親指から一本ずつ手前に「ギューッと引っ張って」「イチ、二の、サン！」で、弾くように離します。

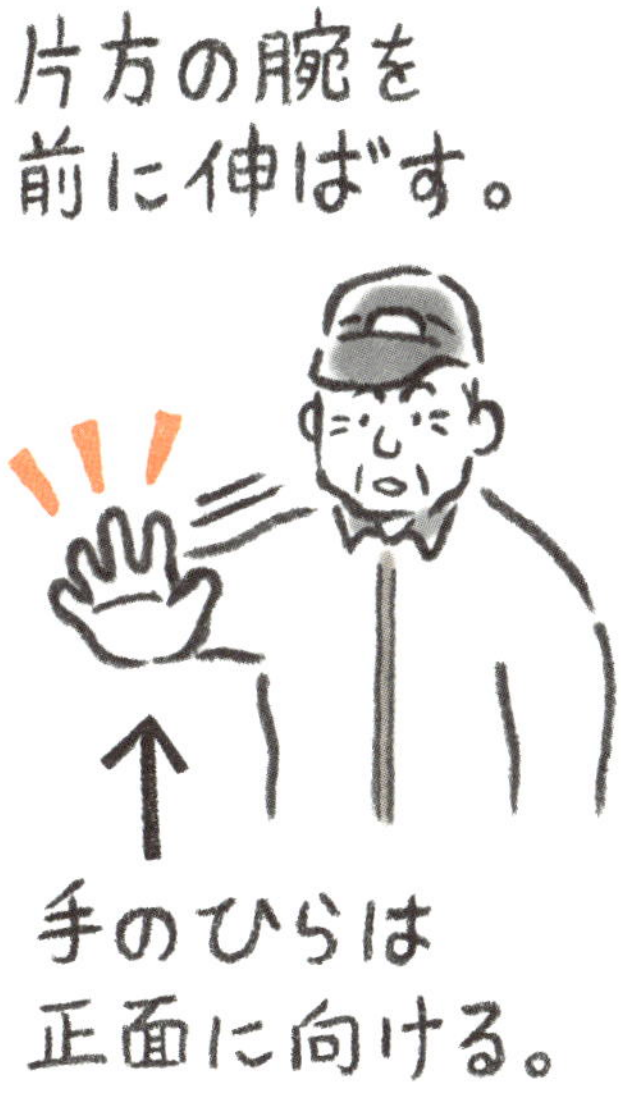
片方の腕を
前に伸ばす。
手のひらは
正面に向ける。

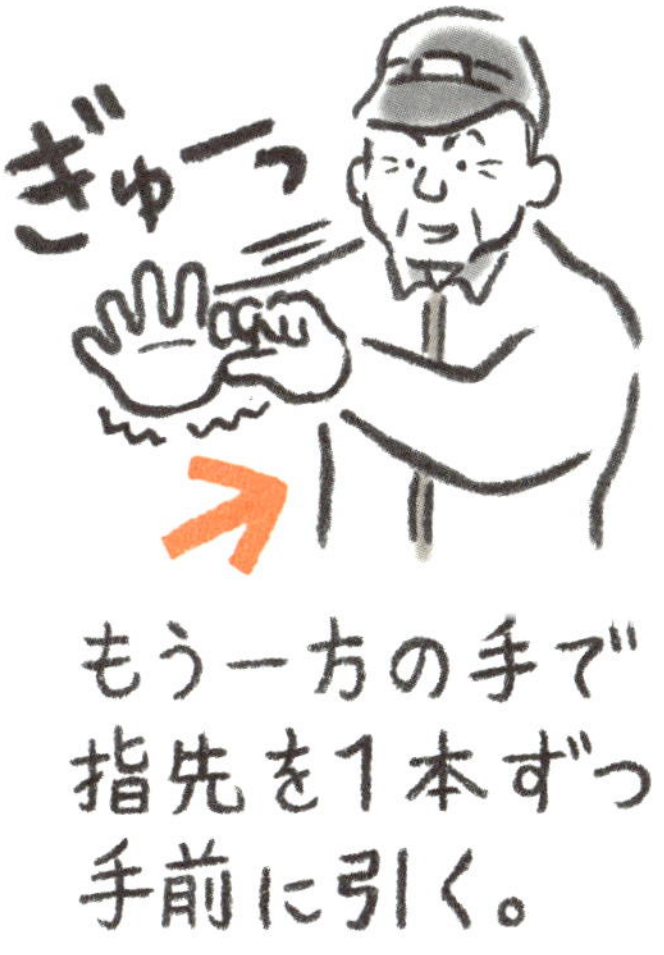
ぎゅーっ
もう一方の手で
指先を1本ずつ
手前に引く。

❸すべての指を行なったら、反対の手も同じように行ないます。

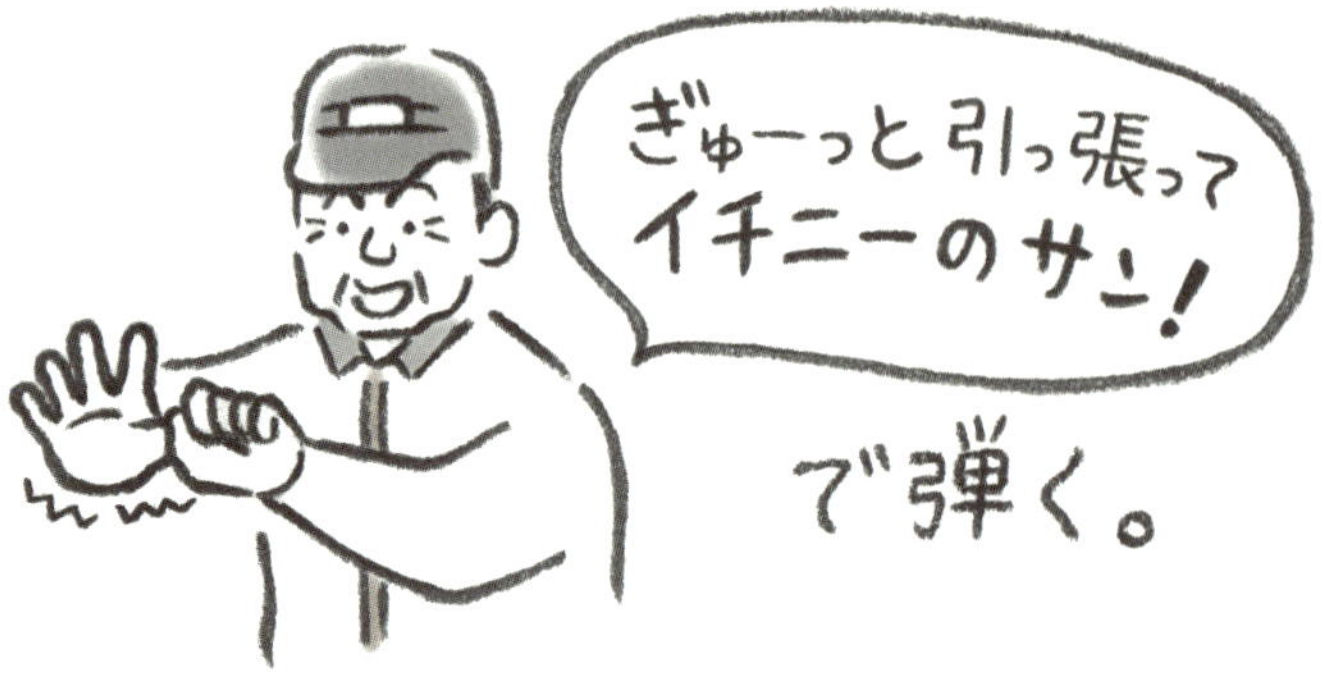
ぎゅーっと引っ張って
イチニーのサン!
で弾く。

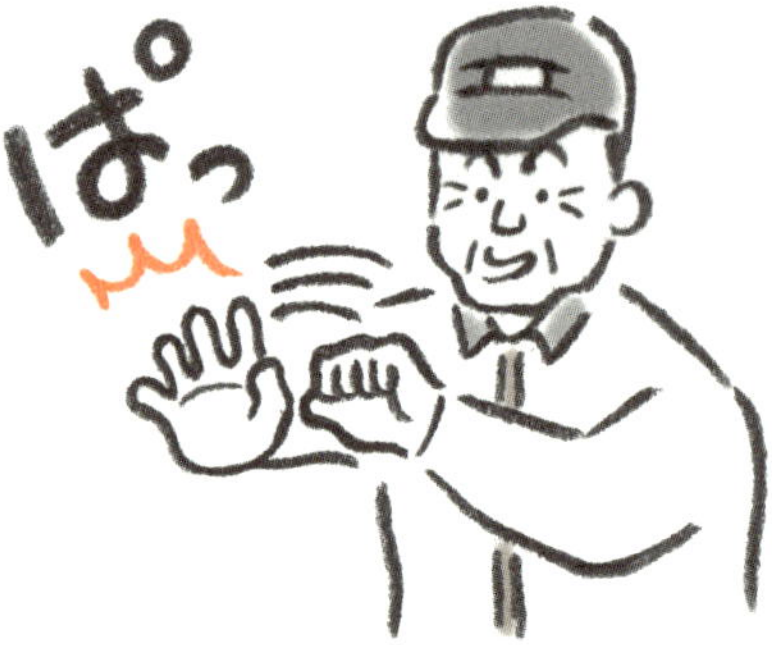
ぱっ

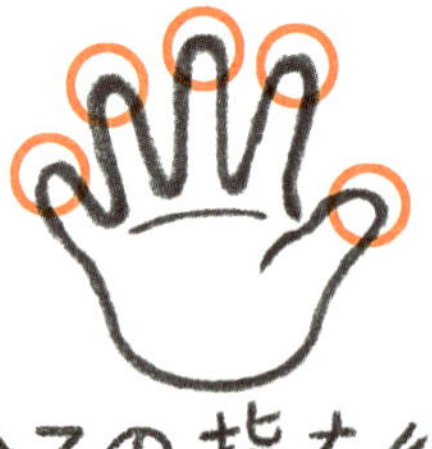

全ての指を行なう。

❹両手で胸を開くようにしながら、鼻から息を吸い、その後、腕を閉じながら口から大きくゆっくり息を吐き出します。

❺大きくゆっくり3回行ないます。

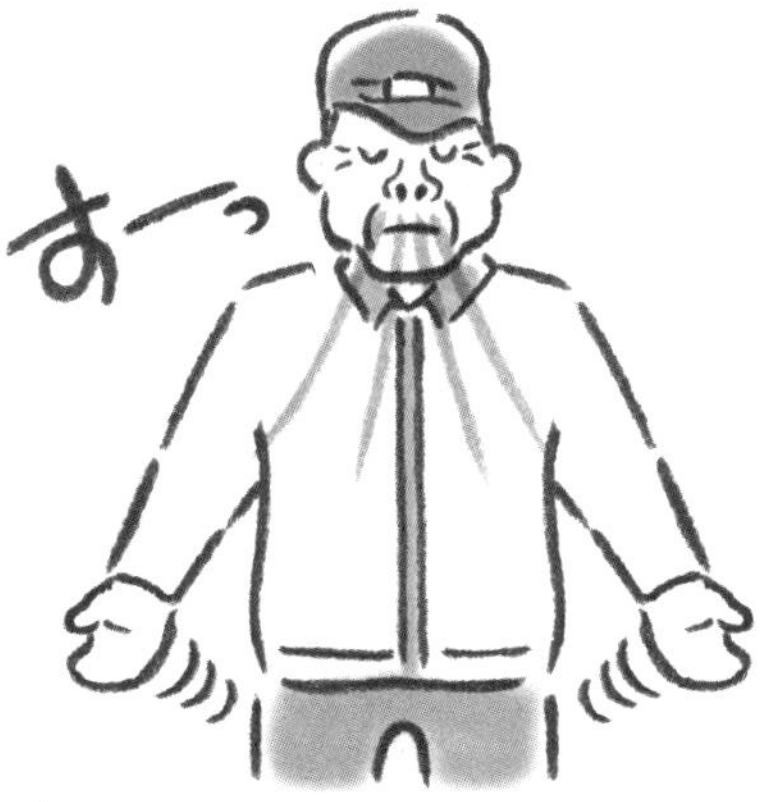

鼻から息を吸う。

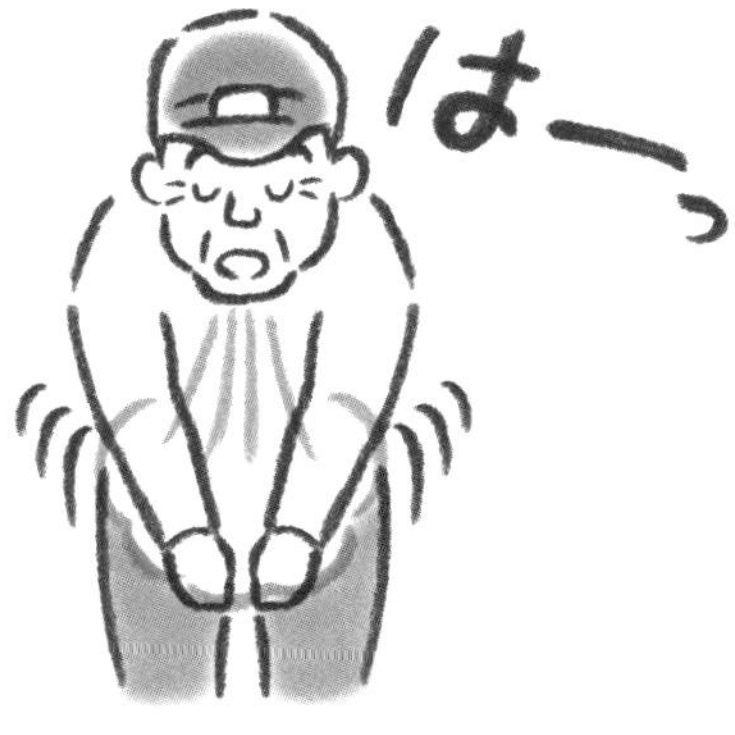

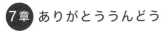

口から大きく吐き出す。

目的

《肩、腕の筋肉のストレッチ》

肩や腕の緊張を緩めます。

効果

- 肩こりの予防と改善、腕の疲労回復、クールダウンの効果があります。

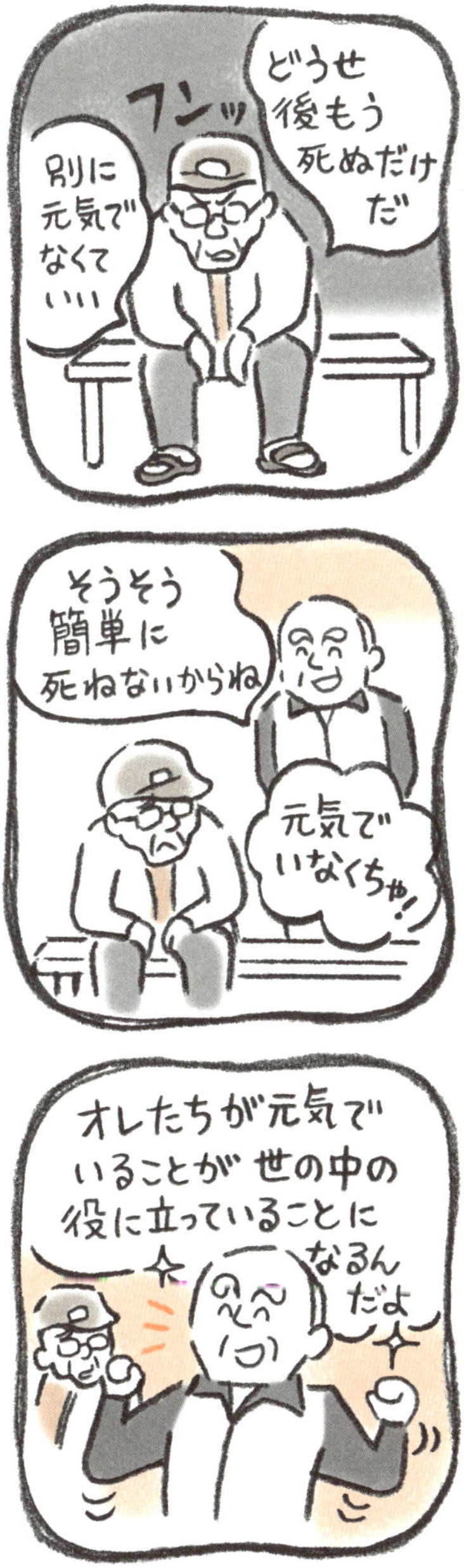
フンッ
どうせ後もう死ぬだけだ
別に元気でなくていい
そうそう簡単に死ねないからね
元気でいなくちゃ!
オレたちが元気でいることが世の中の役に立っていることになるんだよ

あとがきとして

真面目な人ほど医者に通うものです。「うんどう教室」で実施したアンケートでは

（うんどう教室参加前）医者に通っている　72・9％
（うんどう教室参加1年後）医者に通っている　56・3％

という結果が出ています。

ケガの治りが遅いとか、不調が続くとか。

症状が改善されず、このままだったらどうしよう……という不安と、体力的な自信のなさが、高齢者を医者へ向かわせます。

寝たきりの老人一人につき必要な医療費は年間３００万円。あなたが元気でいることで、この金額が必要なくなります。あなたが元気でいることが、世の中の役に立つことになるのです。

高齢者になってからが、本当の意味での人生の始まりです。

ぜひ6つのうんどうを継続し、生き生きとした元気な生活を送り、価値ある高齢者時代をつくりましょう！

＊公益財団法人体力つくり指導協会＊

平成23年11月29日に内閣府の認定を受け、同年12月1日に移行登記を完了し、国民と共に〝自助、共助、公助〟の3助の精神をもって新たな歩みを創めています。〝国民の保健と福祉の向上を図り、もって国民の豊かな生活に寄与する〟ことを事業経営の柱として、昭和40年に体力つくり指導協会として活動を始め、昭和43年に厚生省（当時）から認可（明治29年法律第89号第34条の規定）を得て財団法人体力つくり指導協会として、今日に至るまで半世紀に亘り、活動をおこなっています。

設立当初から実施している体力測定事業を活動の重点事項に掲げ、幼児から成人までの健康増進、体力増強を目的とした運動プログラムの開発と実践指導、高齢者に特化した運動指導員の育成と養成事業、そして余暇活動や食生活についても積極的に取り組み、公益法人としての役割と使命をしっかりと受け止め、日々たゆまぬ努力と研鑽のうえ、国民に親しまれる活動をおこなっています。

〈本部〉

・東京都江東区大島1—2—1

〈各地の施設紹介〉

・十日町体力づくり支援センター（新潟県十日町市馬場丙1495—8）

・ヘルスパ塩尻（長野県塩尻市大門一番町1—1）

・君津メディカルスポーツセンター（千葉県君津市西君津11—1）

・袖ケ浦健康づくり支援センター（千葉県袖ケ浦市三ツ作1862—12）

・滑川室内温水プール（富山県滑川市柳原258—4）

公益財団法人体力つくり指導協会

“国民の保健と福祉の向上を図り、もって国民の豊かな生活に寄与する” ことを事業経営の柱として、昭和40年に体力つくり指導協会として活動を始め、昭和43年に厚生省（当時）から認可（明治29年法律第89号第34条の規定）を得て財団法人体力つくり指導協会として、今日に至るまで活動をおこなっている。

設立当初から実施している体力測定事業を活動の重点事項に掲げ、幼児から成人までの健康増進、体力増強を目的とした運動プログラムの開発と実践指導、高齢者に特化した運動指導員の育成と養成事業などをおこなう。また、余暇活動や食生活についてもその向上を目指し、積極的に取り組んでいる。

公園うんどうで寝たきりを防ぐ！

2017年10月15日　第一刷発行

監　修　　公益財団法人体力つくり指導協会

イラスト　　津田 薫
ブックデザイン　　清水佳子
DTP　　高 八重子
編　集　　福永恵子（産業編集センター）

発　行　　株式会社産業編集センター
〒112-0011 東京都文京区千石4-39-17
TEL 03-5395-6133
FAX 03-5395-5320

印刷・製本　　株式会社シナノパブリッシングプレス

ISBN978-4-86311-164-6　C0075　Printed in Japan